慢性頭痛とサヨナラする本

岩間良充

講談社+α文庫

はじめに

現在、「頭痛持ち」と呼ばれる、頭痛に悩む日本人は３９００万人以上いると推測され、頭痛は国民病の一つといえます。しかし、「頭痛の８割は生命に危険がある頭痛ではない」という統計データもあるように、ほとんどの人は専門機関での診断を受けていません。「頭痛ごときで医者には行けない」「頭痛は持病のようなものだから仕方がない」「薬を飲んで、痛みがおさまるのを待つしかない」「何科を受診したらいいのかわからない」などと、あきらめてしまっています。

頭痛持ちの人は、いつ頭が痛くなるかわからないという強い不安感があり、爆弾を抱えて生活しているような状態です。頭痛は日常生活では、仕事や勉強の能率の低下などを招きますし、スポーツの競技者なら成績に大きく影響を及ぼすこともあります。ですから、絶対にあきらめたり放っておいてはいけません。

もちろん、なかには「つらい頭痛を治したい」と積極的に治療に取り組んでいる人もいますが、その数はまだ少数です。

治療を受けている人も受けていない人も、多くは、頭痛薬や鎮痛剤を手放せなくなっているのが現状です。とくに頭痛持ちの女性の化粧ポーチやピルケースの中には、必ずといっていいほど薬が常備されています。

また、頭痛持ちの年齢層は若年化していて、小学校低学年の頭痛持ちも珍しくない状況です。しかし、ちょっと考えてみてください。生まれたときから頭痛持ちという人はいないはずです。つまり、頭痛は後天的なものなのです。間違った生活習慣が積み重なって、頭痛が引き起こされるのです。そしてその頭痛は、一人ひとりに大切なメッセージを送ってくれています。そのメッセージを無視して、頭痛薬や鎮痛剤に頼っていても根本的な治療にはなりません。

しかも、専門家の指示なく、自己判断で長期にわたって薬を飲み続けていると、薬物依存に陥る可能性もあります。効果のある薬には必ず副作用があるのです。

私は東京の文京区本郷で「鍼灸《はりきゅう》整骨院ホスピスト」を開院しています。当院では、東洋医学と西洋医学を交えた未病《みびょう》（病気は発症していないが、不健康な状態）を防ぐ予防医学の視点から、体の自然治癒力をアップさせ、つらい症状が出ないように根本から治す根治治療を施《ほどこ》しています。また、交通事故外来や骨盤調整の治療をはじめ、オリンピック選手やプロの格闘技選手の治療とメンテナンスも行っています。

治療家人生は20年になりますが、これまでたくさんの患者さんとかかわってきました。治療を通じて、患部だけでなく全身を診《み》ることによって初めて、隠れている痛みの原因を追究できることを学びました。

頭痛には、緊張型頭痛・片頭痛・群発頭痛・混合型頭痛などさまざまなタイプがありますが、その原因は不明といわれているものが多いのです。しかし、私は治療を通じて、じつはどのタイプも筋肉がこりかたまることが大きな要因だと確信しました。筋肉が緊張してかたくなると、筋肉の中を通っている神経や血管が筋肉によって締めつけられて頭痛が発生します。つまり、かたくなった筋肉を適切に刺激して正常な状態に戻してあげれば、神経や血管は解放されますから頭痛は簡単に解消するのです。

そして、日々患者さんと向き合いながら、現在の治療法を確立するに至りました。手技療法（器具や薬を用いず、手を使って行う治療）によって、症状を緩和して頭痛を完治させるというもので、独自に開発した日本で初めての治療法です。これを「頭痛ゾーン療法」と名付けています。これまでに延べ4000人以上の患者さんに施術し、ほとんどの方が改善効果を実感しておられます。

今回、私の理論を本にしたのには理由があります。頭痛に苦しんでいて、「頭痛のないスッキリとした毎日を送りたい！」という人はもちろんのこと、「頭痛薬を飲まなくても大丈夫な体になりたい！」という方々にも、頭痛は簡単に治ることを知っていただきたかったのです。東京近郊の方なら私が直接施術することは可能ですが、遠くに暮らすために通院するのが難しい人もたくさんおられます。そんな方々が憂鬱《ゆううつ》でつらく、耐え難い痛みから解き放たれるためのお役に立ちたいと考えたのです。

本書を手に取っていただいたのなら、きっと、あなたご自身か家族やまわりに、頭痛に苦しんでいる方がおられるのでしょう。「頭が痛いときには薬で隠す」という今までの対処法はもう卒業してください。頭痛は「たった1分のストレッチ」で治るのです。とくに重たい頭や腕を支えている首や肩の筋肉をゆるめることが肝心です。頭痛解消の鍵は首や肩の筋肉にあるといっても過言ではありません。ぜひ、本書のアドバイスに従って実践してみてください。そして、継続して行うことで、頭痛が出にくい体をつくることができます。

本書によって、一人でも多くの方が頭痛の痛みと薬から解放され、笑顔でハツラツとした素晴らしい人生を取り戻せることを心より願っています。

鍼灸整骨院ホスピスト院長　岩間良充《いわまよしみつ》

慢性頭痛とサヨナラする本●目次

第2章　しつこい頭痛は「頭痛ゾーン」で治す！

第1章

頭痛の原因は筋肉にあった！

16

頭痛薬では根本から頭痛は治せない

薬がないと不安で仕方がない

ある日、「先生、助けてください。頭痛が治らなくて。1年以上前から月に2回くらい頭痛が出てしまい、病院で処方された頭痛薬と胃が荒れないように胃薬を飲んで何とかしのいでいます。薬を飲むと症状は半減しますが、すっきり治るわけではありませんし、痛みは2日間ほど続きます。このつらい痛みと一生つき合わなければならないのかと思うと、気持ちが塞《ふさ》いでしまって」と女性が訴えてきました。私が治療する人には、こうした薬に頼っている人が本当に多いのです。

問診してみると、「頭痛のときは後頭部が重苦しい感じになり、目の奥が痛くて、ひどいときは横になって安静にしている」といいます。35歳の彼女は、1年前までは歯科医師として勤務していましたが、現在は大学院で修士号の取得を目指して研究に没頭する毎日です。顕微鏡やパソコンを使った作業を1日13時間ほどしていて、睡眠時間が2時間しか取れないことが週に3回もあるそうです。そんな中で、たびたび頭痛が起こり、研究が滞《とどこお》ってしまうというもどかしさと不安で胸が苦しくなり、吐《は》いてしまうこともあると聞きました。彼女の姿からは、寝不足による疲労がかなり蓄積していると感じられました。

このケースは睡眠時間が短いために、頭の重みを支えている筋肉が疲弊《ひへい》してしまい、頭痛が発生したと考えられます。そこで、痛みが出ている顔面部と後頭部の筋肉をほぐす施術をしたところ、わずか30分で痛みが消失しました。彼女は会計窓口で、「先生の手はすごい。ゴッドハンドです！」といって帰ったそうです。

その後は週に1回施術して筋肉の過緊張状態をゆるめました。その結果、1ヵ月後には少し無理をしても、頭痛が出ない状態になりました。

治療以前は頭痛薬がないと不安でどうしようもなかった彼女ですが、今では薬ときっぱり縁が切れ、研究に没頭できているそうです。

薬はあくまでも痛みをブロックするもの

慢性頭痛を抱えた人の中には、市販の頭痛薬を服用している人がたくさんいます。

これは解熱鎮痛剤と呼ばれるもので、「頭痛、生理痛、発熱時の痛みに効果的」とう

痛み発生のモデル図

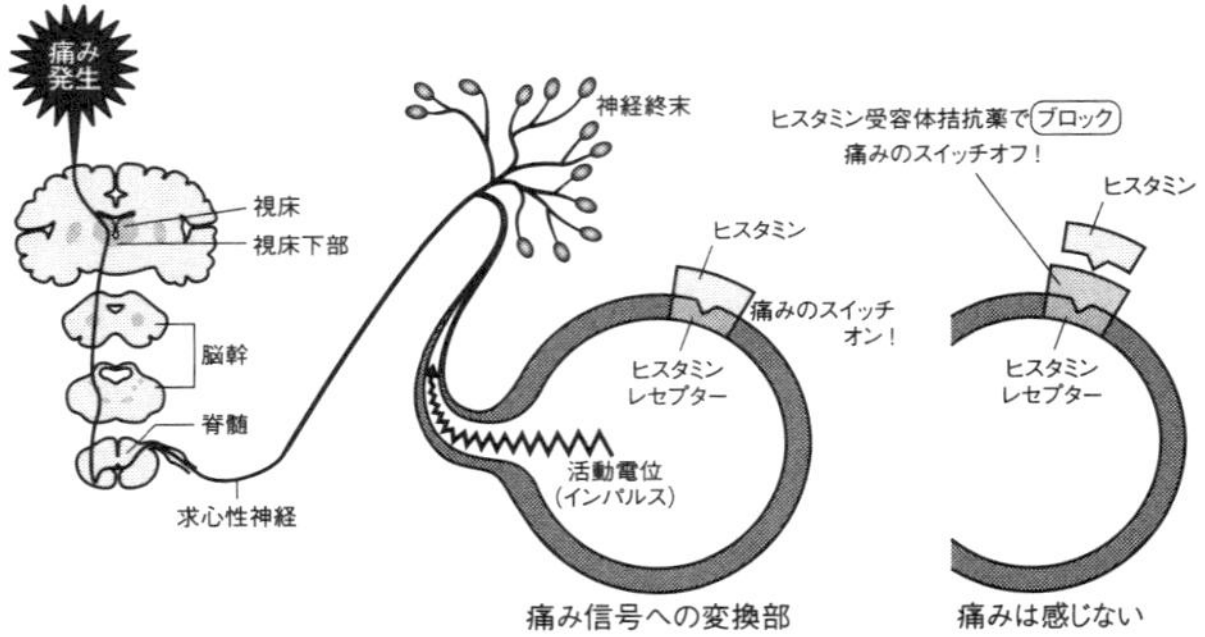

たわれ、つらい症状を緩和してくれます。痛みの発生と薬が痛みを抑えるメカニズムについて、簡単に説明しておきましょう。

私たちの体は炎症を起こすと血液中にさまざまな発痛物質が増えます。たとえば、ヒスタミンもその一つであり、痛みやかゆみの原因ともいわれています。一方、神経には痛みを感じるレセプターと呼ばれるヒスタミンの受容体があります。そのレセプターにヒスタミンが届くと「痛いですよ」と脳に知らせます。頭痛薬はヒスタミンがレセプターに到達しないように先回りして、レセプターに蓋《ふた》をするのです。よくテレビのコマーシャルなどで、「先回りして痛みをブロックする」といった表現が流れていますので、ご存じの人も多いのではないでしょうか。

これによって神経は痛みを感じることがありません。薬によってはヒスタミンそのものが増えるのを抑えるものもあります。

一般に内科や頭痛外来で処方される頭痛薬には、頭痛治療薬と頭痛予防薬がありま す。頭痛治療薬は、今起きている頭痛に対処する薬です。ロキソニンやボルタレンをはじめ、鎮痛剤と呼ばれるものが多数ありますが、それらは痛みを感じるメカニズムを遮断《しゃだん》することを目的につくられています。痛みを感じなくさせる痛み止めです。

一方の頭痛予防薬は、頭痛が起きないようにする薬です。あらかじめ、頭痛が出ていないときでも服用するもので、ここが治療薬と大きく異なります。予防薬を処方する目的は、痛みが出るメカニズムそのものを働かせないことです。

また、市販の頭痛薬も痛み止めですが、処方薬に比べて作用がおだやかです。

最大の問題点は市販薬もお医者さんに処方される薬も「痛みを抑える、予防する」ことに主眼が置かれていて、「その痛みの元を断つ」ことは考えられていないことです。つまり、薬はあくまでも対症療法であり、根本治療とはなりえないのです。

頭痛薬の危険性と弊害

常用すると薬物依存になる!?

慢性頭痛のために、鎮痛剤や予防薬を服用している人の中には、薬の副作用による頭痛を発生させていることがあります。長期にわたって薬を服用していると、毎日のように頭痛や嘔吐《おうと》に悩まされるようになってしまいます。何度も服用すると薬の効いている時間が短くなりますから、薬が手放せない状態になります。これを「薬物乱用頭痛」といいますが、今、このような人たちが増えています。

では、なぜ薬を飲み続けると薬物乱用頭痛になるのかといいますと、じつはまだそのメカニズムは解明されていません。しかし、いろいろな説がある中でも有力なのは、ある一つの成分を使い続けているとレセプターが反応しなくなるという説です。同じ薬を長期間飲み続けていると、ある日突然、痛みを止める薬の成分をレセプターが邪魔者と認識するようになってしまいます。そして、レセプターは血液中の痛み物質であるヒスタミンを捕まえるために、体を勝手に変化させます。この変化によって、これまで効いていた薬の成分は効力を発揮しなくなります。こうしてそれまで飲んでいた薬が効かなくなりますから、担当医から薬を替えるようにすすめられます。これが悪循環となり、自分でも気づかない間にどんどん強い薬に移行してしまうのです。

薬は処方の半分でも十分効く

薬物乱用頭痛を防ぐためには、薬を飲む人は常用にならないように、もっと意識して自分自身で管理すべきだと思います。

私は、人によっては、薬の服用量を減量しても効果はあると考えています。なぜなら、人には体格差がありますし、薬の効果が出やすい人もいるからです。実際に、処方薬をもらっている患者さんの中には「薬が効き過ぎて怖い」と訴える人もいます。

しかし、薬物乱用頭痛の人の場合、急に薬の服用を中止すると、離脱症状といって激しい頭痛が生じることがあります。そのため当院では、薬を処方している医師に服用量を半分に減らしてもらうように相談することを、患者さんに提案しています。

問題がなければ、さらに服用量を4分の1に減らしてもらうように再度アドバイスします。それで痛みが生じなかった場合、「痛みが出てから飲んでも間に合いますよ」と患者さんに伝えると、薬なしでも過ごせるようになります。

即効性がある薬は、最小限で使うべき

薬に頼り過ぎないことは重要ですが、そうはいっても、頭が割れるような激しい頭痛が起こっているときは、我慢や気合や根性だけで乗り越えられるものではありません。

通常の頭痛とは明らかに痛みの度合いが違う場合や、痛みがどんどん強くなる場合は、別の病気などの原因がある二次性頭痛のおそれがありますから、救急車を呼ぶなどの対処をしましょう。病院で脳腫瘍《のうしゅよう》や脳出血、くも膜下出血などの疾患があるために起こる二次性頭痛かどうかを確認してもらうことが大事です。

その疑いがない場合は、安静にして薬を飲んでつらい痛みを抑えましょう。

薬には即効性がありますから、必要なときは最小限で使うべきと考えています。ところが、今の医療機関の多くは、長期にわたり大量の薬を処方していることがあり、そのため、薬漬けになってしまっている患者さんも少なくありません。これは薬物乱

用頭痛にもつながります。

私は頭痛薬そのものを否定しているわけではありませんし、薬による対症療法が悪いといっているわけでもありません。つらい痛みから解放されなければ、夜眠れなくなりますから、翌日の仕事や勉強に支障が生じてしまうかもしれません。ですから、対症療法で痛みを緩和することは必要です。

しかし、本来、頭痛治療薬というのであれば、痛みを抑える鎮痛剤ではなくて、頭痛が完治する薬であるべきだとも思っています。

考え方をさらに一歩進めて、人生のパフォーマンスを低下させないためには、頭痛そのものが起こらないような体づくりをすることが最も大切なはずです。しかし、今の頭痛治療にはこの部分が抜け落ちています。

脳にトラブルが生じたせいで起こる二次性頭痛などは除いて、頭痛治療の最終的な目標は「薬なしで生活できること」なのです。

頭痛のほとんどは脳に起因しない

頭痛分類	頭痛の種類	特徴
一次性頭痛	群発頭痛	日本人に３番目に多いといわれる頭痛で、男性にとても多く、女性にはほとんど見られない。 １年のうち１～２ヵ月の間、毎日のように決まった時間になると頭痛が出現する。激痛のために発作中は七転八倒《しちてんばっとう》の苦しみを味わうことで知られている。発作は１回数分から数時間でおさまるが、群発地震のようにまとまって頭痛が起きるため、このように呼ばれる。 神経に起因すると考えられている。
	混合型頭痛	緊張型頭痛、片頭痛、群発頭痛を併せもつタイプ。
二次性頭痛		病気などの原因があって、その症状の一つとして起こる頭痛。 脳腫瘍、脳出血、くも膜下出血などでの症状が相当する。

一般的な頭痛分類

ある統計報告によると、日本人の15歳以上の約３９００万人が慢性頭痛を抱えているといわれています。これは日本人全体の約39％に相当する数字で、その内訳は、緊張型頭痛が２２００万人、片頭痛は８４０万人、その他の頭痛が９００万人といわれていま

頭痛の種類と特徴

頭痛分類	頭痛の種類	特　　徴
一次性頭痛	緊張型頭痛	日本人に最も多く見られる頭痛で、男性よりも女性にやや多い。頭痛発作の症状は、頭全体をギューッと強く締めつけられるような痛みや、頭に重たい石をのせられているような感覚が30分から数日続く。 頭部と頸《けい》部や肩部の筋肉が収縮することで、緊張が強くなって痛みを引き起こしていると考えられている。一部には、脳の神経回路の機能が変調を起こして痛みが生じているという報告もある。
	片頭痛	日本人に２番目に多く、発生頻度が高いことでも有名。 頭痛発作の症状はズキンズキンと脈打つような痛み、目の奥の痛みや頭を締めつけられるような感覚が数時間から数日続くこともある。前兆として、対象が光って見えたり、頭の中で光るギザギザ模様が見える閃《せん》輝《き》暗点《あんてん》が現れるケースが多い。さらに、片頭痛持ちの人の多くは前兆よりも前に、「予兆」と呼ばれる、何となく気分が落ち込む、食欲がなくなる、頭が痛くなりそうという状態に陥ることがある。 神経に起因すると考えられている。

す。

一般的に頭痛は大きく二つに分類されます。先に述べた二次性頭痛以外の、これら緊張型頭痛、片頭痛、群発頭痛、混合型頭痛などは一次性頭痛と呼ばれています。その特徴を表に簡単にまとめましたので、見てください。

片頭痛と群発頭痛も筋肉に起因する

つらい頭痛がなぜ起こるのかといいますと、定説と異なり、私はどの頭痛も「筋肉に起因する」と考えます。

一次性頭痛の中でも、緊張型頭痛はおもに頭部と頸部や肩部の筋肉が縮むことに起因するといわれています。

一方、片頭痛や群発頭痛は神経に起因するといわれています。しかし、私は片頭痛も群発頭痛も「筋肉に起因する」と考えています。そう考えないと説明がつかないことが多いからです。

一般的には、片頭痛は三叉神経《さんさしんけい》とセロトニンの関係によって起こるといわれています。顔面の皮膚、口や鼻の中の粘膜、咀嚼筋《そしゃくきん》などを支配する三叉神経が、過度に興奮することにより、脳血管のまわりの神経が炎症を起こし、頭痛が現れるという説です。

しかし、片頭痛と診断されている人では、むしろそれらと関係のない部位に、円形のスポットで痛みが出ることも多いのです。三叉神経の領域だけに、頭痛が起こる人はほとんどいません。ですので、私は三叉神経説だけでは片頭痛を説明しきれないと考えています。

また、片頭痛と診断されている患者さんにたずねると、医師から「緊張型ではない、群発でもない、では片頭痛だ」と診断されたケースも少なくないようです。片頭痛は便利な病名なのです。

左右のどちらか片方に起こるから片頭痛と診断される患者さんもいます。実際にそのような患者さんを施術すると、左右の筋肉のかたさの違いが顕著です。

たとえば、右側頭部に片頭痛がある人には、右の首や肩の筋肉が左に比べて明らかに緊張し、こりかたまっているケースが多く見られます。しかも、そのこりかたまっている部分を圧迫すると頭痛の症状が再現され、右側頭部に痛みが発生します。そして、その部分のこりを取り除くと頭痛は消えてしまいます。

群発頭痛についても同様に、特定の筋肉に異常な緊張が見られますが、それらをほぐす治療を継続的に行うことで、頭痛の発作が軽減、または消失します。

このことから、緊張型頭痛だけでなく、片頭痛や群発頭痛も筋肉が原因となっていると考えることができるのです。実際に、当院ではこの考えに基づいて頭痛治療を行い、多くの患者さんがつらい頭痛から解放されています。

頭痛の原因は全身の筋肉にあった！

筋肉の緊張が頭痛を引き起こしている

私は、緊張型頭痛、片頭痛、群発頭痛、そしてそれらを併せもつ混合型頭痛が起こる大きな原因の一つは、首、肩、背中、頭、顔面などの筋肉が異常に緊張することにあると考えています。

前に述べたように、これらの頭痛持ちの人には筋肉の異常な緊張が見られ、その緊張をほぐすことで頭痛が改善するという成果を得ているからです。

また、ほとんどの人は、頭痛以外にも、肩こりや首こり、顎《あご》が疲れる、首の前面がつらい、背中や肩が痛いなど、筋肉の緊張からくる自覚症状をもっています。

そこで本書では、今までの頭痛の本とは異なって、二次性頭痛を除いた、すべての一次性頭痛（緊張型頭痛、片頭痛、群発頭痛、混合型頭痛など）を筋緊張性頭痛ととらえ、単に頭痛と表記して説明することにします。

なぜ筋肉が緊張すると頭痛が起こるのかは、残念ながらまだ解明されていません。

しかし、私は、患者さんを施術してきた実体験から、筋肉の緊張が頭痛の原因であると確信しています。

ある症例で説明しましょう。小学4年生の女の子の例です。4歳からバイオリンを習っていて毎日1時間ほど練習しているそうですが、3年ほど前から週に2回くらい出現していた頭痛が、最近になって増えてしまい、一日中痛みが引かずバイオリンの練習も休みがちになってしまいました。左の側頭部を叩《たた》かれるような痛みや目の奥に締めつけられる感じがあり、授業中に発生すると保健室で寝ているそうです。周囲の友だちや父親からは仮病と疑われてしまい、学校も休みがちだといいます。

話を聞いていた私は、バイオリンを弾く姿勢に問題があると直感しました。首を左に傾け、両肩を広げて弾く姿勢によって、左首と肩まわりの筋肉が緊張した状態になり、頭痛が発生したと考えたのです。1週間に1回、僧帽筋《そうぼうきん》や胸鎖乳突筋《きょうさにゅうとつきん》、脊柱起立筋群《せきちゅうきりつきんぐん》をゆるめる施術をしたところ、徐々に発生頻度が少なくなり、痛みも弱くなり、3週目には発生しなくなりました。

なぜ筋肉が収縮すると痛みが出るのか

このように私は、頭痛は筋肉の痛みによるものととらえていますが、痛みの原因は筋肉がのびる、切れる、縮むことにあります。私たちの体は関節をのばし過ぎると捻《ねん》挫《ざ》しますし、筋肉が切れると肉離れになります。足がつるという人がいますが、これは筋肉が縮んだために起こった現象です。このように筋肉が縮んだときに出る痛みは収縮痛と呼ばれ、とても痛いものです。

じつは収縮痛のメカニズムはまだ解明されていません。現代医学の中でも、筋肉の分野はまだまだ未解明のことが多いのです。そのため収縮痛も数多《あまた》の説があります。なかでも、筋肉の細胞に注目したフィラメント説が有力です。私たちの体は、筋肉細胞がスライドすることによって、筋肉がのびたり縮んだりを繰り返し、動くことができます。しかし、このスライドがうまくできず縮こまったままになってしまうと筋肉は不自然な状態になっていますから、痛みが発生するというものです。

また、筋肉はゴム紐《ひも》のような状態でのびたり縮んだりしていると想像している人が多いと思いますが、じつはスポンジのような状態で収縮します。筋肉が収縮することによって、そのスポンジの中にある細かい神経が圧迫されて痛みを感じるのではないかという説もあります。

筋収縮を起こしやすいのは、慢性的な睡眠不足の人、薬を常用している人、アルコールの飲み過ぎなどで肝機能が弱っている人、運動のし過ぎと運動不足の人、水分摂取量の少ない人、ミネラル分の補給が少ない人に多いともいわれています。

頭痛は首、肩、背中などの筋肉の放散痛

前述の症例にもあるように、頭痛の原因となる筋肉は、実際に頭痛で痛みが出ている場所とは異なる部位にある筋肉と考えられます。たとえば、顎や首、肩などの筋肉が緊張すると、こめかみの周辺に頭痛が発生します。

このように、ある筋肉の緊張が別の部位に痛みを引き起こす現象を放散痛と呼びます。

頭痛を誘発する筋肉については第2章で詳しく述べますが、肩から背中を覆う僧帽筋や首から腰までのびる脊柱起立筋群など、頭痛とは関連のないように思える筋肉が、放散痛としての頭痛を引き起こしていることもあります。

32

頭痛に有効な筋トレとストレッチ

膨張した筋線維が神経を締めつける

加齢とともに衰《おとろ》えるといわれている筋肉ですが、私たちの体を支える大事なものです。

たとえば、足の筋力が低下すれば歩く能力は落ちます。歩く能力が落ちれば、脳への刺激が少なくなって脳の働きが悪くなり、記憶力も衰え、認知症の発症につながることがあります。また、筋肉の働きは「筋力を発揮する」だけではありません。伸縮することによって血液を心臓に送り返す働きもあります。これが滞ると心臓は止まってしまいます。さらに、体内でつくりだす熱のうち約6割は筋肉の働きによるといわれています。筋肉の働きが悪くなると、熱をつくれなくなり、体温が低下してやがては死に至ります。

このように筋肉は多方面で生命にかかわっていますから、衰えを防ぐためには鍛えたり、生活習慣を正すことが大事なのです。

筋肉の緊張が痛みの原因

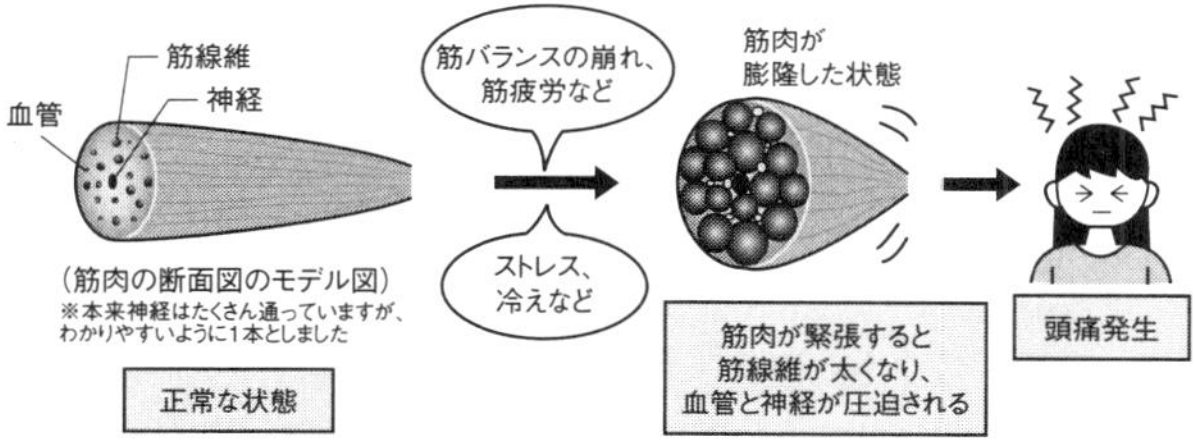

そこで、筋肉の断面図を見てみましょう。筋肉の中にはたくさんの筋線維が走っています。正常な状態では筋線維はゆとりをもって並んでいて、その隙間をたくさんの血管や神経が走っています。しかし、筋肉が疲労したり、筋バランス（63ページ参照）の崩れが起こったり、ストレスや冷えなどが加わると、筋肉が緊張してかたくなります。このとき、筋肉の内部では一本一本の筋線維が太くなっています。つまり、筋線維の隙間が狭くなってしまいます。その結果、筋肉の中を走っている血管や神経が圧迫され、血流障害が起こり、頭痛が発生すると考えられます。

このとき、筋肉も膨張しふくらんで盛り上がっています。これを膨隆《ぼうりゅう》といいますが、触診するとすぐにわかります。

筋肉をゆるめると痛みは取れる

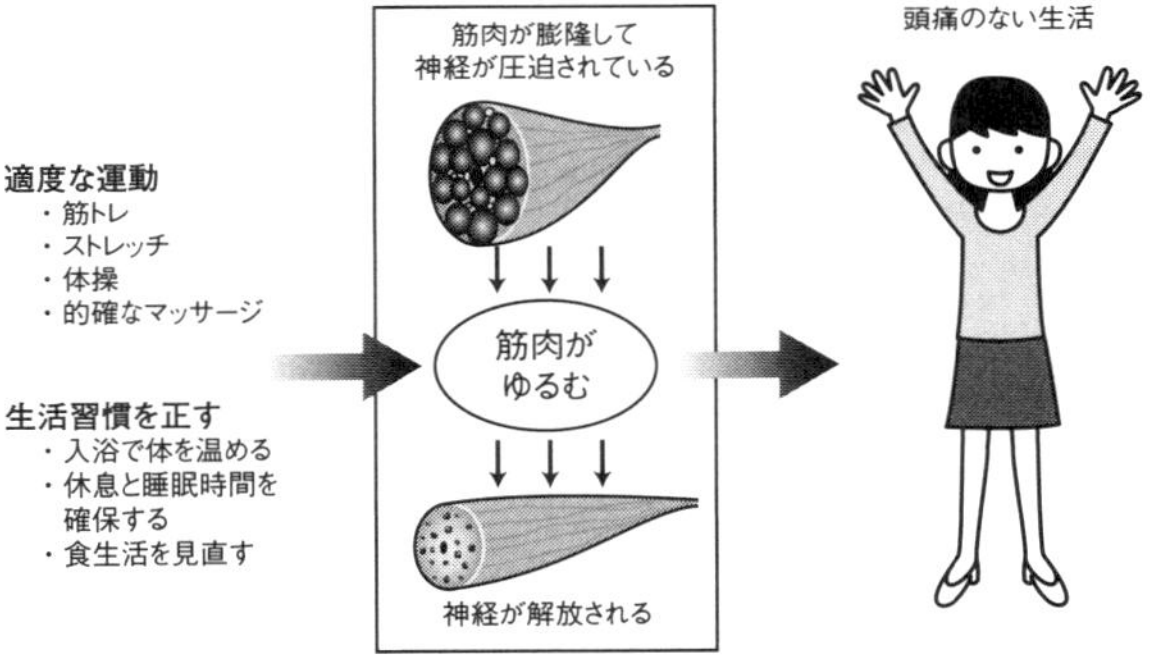

つんとした痛みを筋肉に与える

頭痛には筋肉の緊張と放散痛が関係していることはすでに述べましたが、ここでは、どうすれば解消するかを考えてみます。

頭痛の治療には、膨張してふくらんでしまった筋肉をゆるめてあげることが大事です。これによって圧迫されていた血管や神経も解放されますから、血流が改善し頭痛が治るのです。

そのためには、外からの刺激によって、頭痛を発生させている筋肉を直接ゆるめる方法が効果的です。

緊張した筋肉は、刺激を受けるとゆるむという性質をもっています。筋肉が刺激を受けると信号が脳に届き、脳からは逆行性の反応で「その筋肉を正常化しなさい」という指令が出ます。この指令は「気持ちいい」と感じる刺激では達成されないといわれています。つんとした、「痛気持《いた》ちいい」と感じるくらいの刺激を加えるのがポイントです。この刺激によって、脳から筋肉に指令が届きます。筋肉は指令に従って痛みを解消するために、収縮した筋肉を解放しようとする自然治癒力が働きます。さらに、このときに弛緩反応として筋肉内に血液が送り込まれます。これらの働きによって痛みが消失するという理論です。

筋肉をゆるめるには、ストレッチやマッサージ、筋トレなどの運動をはじめ、入浴、休息や睡眠時間をきちんと確保したり、食生活を見直すことも重要です。

関節の可動域を超えてのばす

筋肉をゆるめるために重要なストレッチですが、一般的なストレッチは自分の関節の可動域内でしかのばせません。

しかし、本来、ストレッチの目的は関節の可動域を拡げることにあります。関節が拡がらないように制限を加えているのはおもに筋肉ですから、筋肉をストレッチしてのびやすい状態をつくってあげれば、可動域は拡がります。

私が提唱しているストレッチ（具体的には第3章）のポイントは2つあります。1つは皮膚を縦、横、斜めといろいろな方向にのばすこと。そしてもう1つは、皮膚をのばすことによって筋肉をもう一歩のばして、可動域を拡げることです。これで血流がよくなり、痛みが消えます。

ゴム紐を左右の手で引っ張ると横にぐーんとのびますが、その中間を指で下に押すと、さらにゴム紐は下にのびます。私のストレッチはこれと同様の理屈なのです。たとえば、肩の筋肉をゆるめたいとき、一般的なストレッチは肩や首を回します。しかし、このときに自分の指で肩の筋肉を押しながら肩や首を回してあげると、指が筋肉を刺激しますから、肩の筋肉はさらにのびます。

こんなふうに通常のストレッチにちょっと工夫するだけで、筋肉の伸張率が高まりますから、痛みが改善されるのです。

また、寝たままの状態で行えるストレッチもおすすめです。

高齢になると自然に背中が丸くなりますが、そのままにしておくと、筋肉がかたくなって背中がどんどん丸くなってしまいます。円背《えんぱい》の猫背や亀背《きはい》（165ページ）で背中が盛り上がっている人は、仰向けになると背中の丸みのために、どうしても顎が上がってしまいます。そのために頭に血が上るように感じられ、高めの枕がないと眠れなくなります。40歳を過ぎたらバックストレッチャーと呼ばれる補助具や枕を使って、背中の筋肉をストレッチで矯正することが必要になります。

頭痛予防には首と肩の筋トレ

また、私は放散痛を引き起こす筋肉を筋力トレーニングで鍛えることが重要だと考えています。それによって、耐久性の向上や筋肉内の血流量の増加、代謝の促進や産熱効果（熱を生みだす能力）、筋肉の最大弛緩作用が期待できるからです。

耐久性の向上とは、頭や腕の重みを支える力をつけてあげることです。筋トレはおもに頸部と肩部を中心に鍛えます。つまり、首と肩の筋肉を鍛えましょうということなのです。その目的は頭を支えるための支柱をつくることと、腕の重みを支える筋肉をつけることにあります。とくに首は重要です。具体的な鍛え方は第３章で詳しく述べますが、ここでは首と肩の筋肉が頭痛を引き起こした例を紹介します。

35歳の子育て真っ最中の女性が、「頭痛がひどくなって夜も眠れません。痛みを止める方法はないのでしょうか」といって来院しました。

次男が生まれたあと、夜中の授乳やおむつ交換などで寝不足気味だといいます。しかも、子ども2人に挟《はさ》まれて川の字の状態で寝ているせいで、寝返りがほとんどできないそうです。ご主人は仕事で帰宅が遅いため、お義母《かあ》さんが泊まりがけで手伝ってくれていますが、それがますます精神的ストレスを増強させているとも訴えます。もともと片頭痛持ちでしたが、最近では寝ていても毎晩頭痛がするようになってきました。授乳中なので薬は飲まずに耐えているそうで、肩こりもつらいといいます。

話を聞いていて私は、日ごろの授乳姿勢に問題があり、首や肩に負担がかかっていることに気づきました。また、過度の精神的ストレスも交感神経を興奮させますから、筋肉の緊張が助長されていると判断しました。

右側頭部と右後頭部に頭痛を起こしている筋肉を中心に施術したところ、その場で痛みは消失しました。さらに週1回の治療を4回行い、頭痛はまったく出なくなりました。生活指導として、頭痛ストレッチ法や頭痛マッサージ法、頭痛予防筋トレ法を毎日1分ずつ行うようにアドバイスしました。

筋肉をゆるめるには、刺激してのばすのはもちろんのこと、運動によって筋肉を伸縮させることも有効です。縮んだままロックされていた筋肉を、運動することで、あえてもっと縮ませることによって、その反作用でゆるめるのです。荒療治のようですが、負荷を与えてゆるませるのも筋トレの効果の一つといえます。「ストレッチ・筋トレの正しい行い方」については次ページを参照してください。

■筋トレで大事にすべきこと

❶呼吸は止めずに、息を吐くときに力を入れるようにすること。

✧筋肉がかたくなることを防ぐとともに、血圧上昇を防ぎ心臓や血管に負担をかけないようにするため、必ず呼吸をしながら行ってください。

❷鍛えたい筋肉に意識を集中すること

✧どの筋肉を使っているか意識して行うことで、鍛えたい筋肉をより効果的に鍛えることができます。

❸正しいフォームで行うこと

✧フォームが正しくないと、目的とする筋肉に効果が現れにくく、別の筋肉に効いてしまいます。

❹体を温めてから行うこと

✧筋肉の温度を上げてから筋トレを行うことで、筋力を発揮しやすくなるほか、痙攣《けいれん》や肉離れなどのけがを予防できます。額に軽く汗をかくくらいの運動をしてから行うのがベストです。

❺終了後は必ず筋トレした部分をストレッチすること

✧筋トレ後にストレッチをすることで、筋肉に疲労が残るのを防ぐことができます。筋肉は冷えると縮んで柔軟性を失うので、筋トレ後20分以内の筋肉が温まっている間にストレッチを行いましょう。

ストレッチ・筋トレの正しい行い方

■ストレッチで大事にすべきこと

❶呼吸を止めないこと。息を吐きながらのばす

✧呼吸を止めてしまうと、神経が興奮して筋肉がゆるみにくくなります。ゆっくりと息を吐きながらのばすことでリラックスでき、効果的なストレッチが行えます。

❷「気持ちいい」ではなく、「痛気持ちいい」を目指すこと

✧楽にのばせて気持ちいいところで止めてしまうと、十分な効果が得られません。そこからもう１㎝のばすイメージで、「痛気持ちいい」刺激を感じられるように行いましょう。

❸軽い運動後が効果的

✧筋肉には温めるとゆるみ、冷えるとかたくなるという性質があります。体操などの軽い運動で体を温めてから行うと、筋肉がゆるみやすくなり効果的です。

❹のばすところを意識して行うこと

✧ストレッチしながら、自分が今どの筋肉をのばしているのかを意識しながら行うと、筋肉はよりのびやすくなります。

❺強い反動はつけないこと

✧強く反動をつけ過ぎると、筋肉や腱《けん》、靭帯《じんたい》が部分的に切れたり損傷したりすることがありますので、注意してください。

第2章

しつこい頭痛は「頭痛ゾーン」で治す！

「頭痛ゾーン」から、痛みを治す

「頭痛ゾーン」と「頭痛誘発筋」

「頭痛ゾーン」とは、聞き慣れない言葉だと思いますが、これは私の造語です。私は長年たくさんの頭痛持ちの患者さんを治療してきて、頭痛が発生する部位は、①頭頂部ゾーン、②側頭部ゾーン、③額や顔面ゾーン、④後頭部ゾーンの大きく4つに分けられることに気づきました。

さらに、すでに第1章で頭痛は筋肉の放散痛だと述べましたが、頭痛が起きるときには「頭痛誘発筋」がかかわっていると考えています。これも私の造語の一つですが、放散痛を引き起こしている筋肉のことです。

「頭痛誘発筋」は20種類以上あります。なかでも、これまでの治療の成果から、基本的に痛みを引き起こすメインの筋肉として、僧帽筋《そうぼうきん》、脊柱起立筋《せきちゅうきりつきん》群、多裂筋《たれつきん》と回旋《かいせん》筋《きん》、臀筋《でんきん》、大胸筋《だいきょうきん》、胸鎖乳突筋《きょうさにゅうとつきん》、斜角筋《しゃかくきん》、肩甲挙筋《けんこうきょきん》の8つがあることがわかりました。さらに、この8つは、すべての頭痛ゾーンにかかわっていることも突き止めま

頭痛ゾーンとおもな頭痛誘発筋

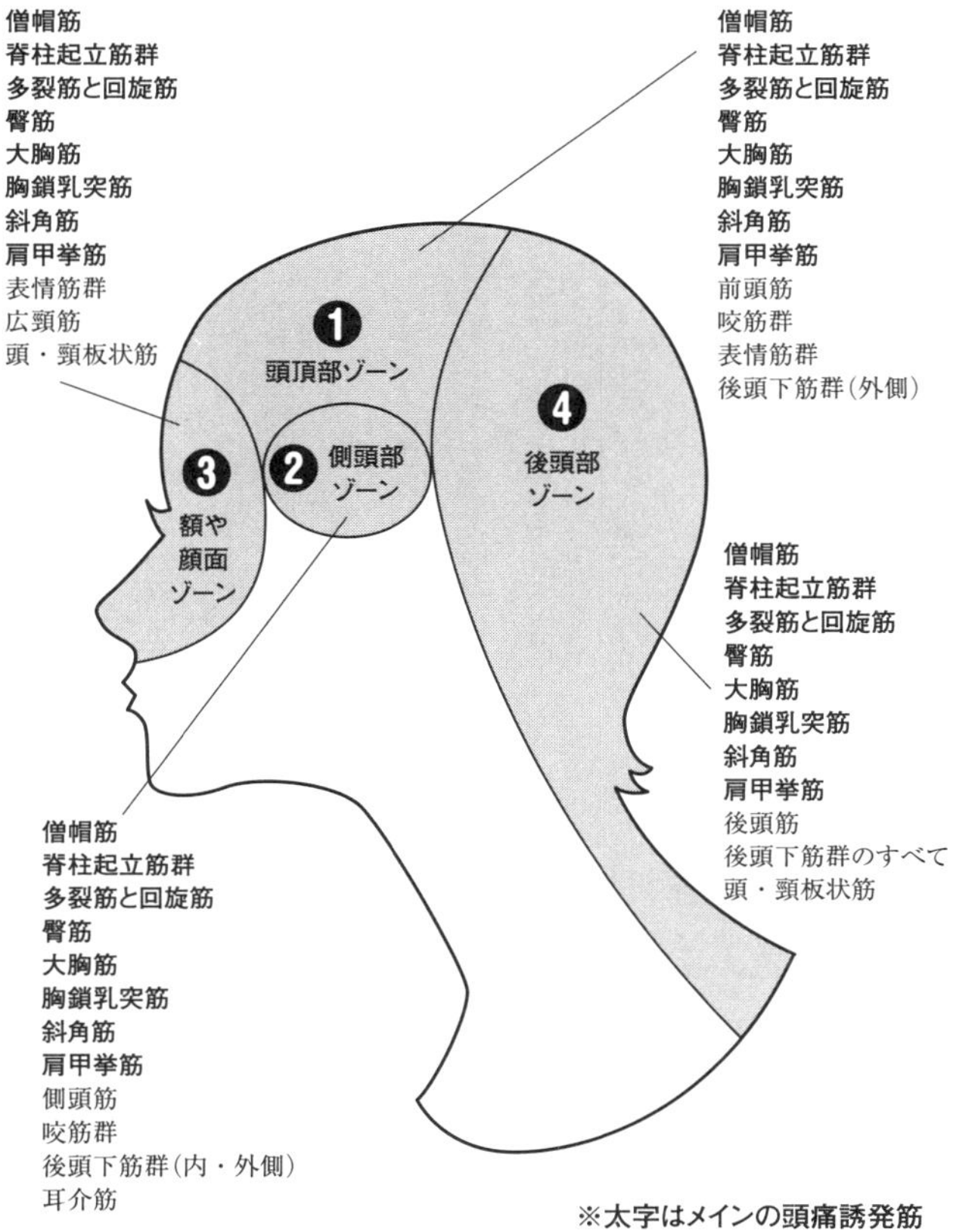

※太字はメインの頭痛誘発筋

した。

前ページの図は、臨床例から分類した頭痛ゾーンとおもな頭痛誘発筋です。

8つの頭痛誘発筋のほかに、①頭頂部ゾーンは、前頭筋、咬筋群《こうきん》、表情筋群、後頭下筋群（外側）、②側頭部ゾーンは、側頭筋、咬筋群、後頭下筋群（内・外側）、耳介《じかい》筋、③額や顔面ゾーンは、表情筋群、広頸筋《こうけいきん》、頭《とう》・頸板状筋《けいばんじょうきん》、④後頭部ゾーンは、後頭筋、後頭下筋群のすべて、頭・頸板状筋が、頭痛を引き起こしている犯人と考えられます。頭痛誘発筋は単独で痛みを引き起こすこともありますが、ほとんどのケースでは複数の筋肉がかかわっています。また、1つの筋肉が複数の頭痛ゾーンにまたがって痛みを引き起こしていることもあります。

こんな症状の人は「頭痛ゾーン」で治る

頭痛に悩んでいる人は、次にあげる項目に✓マークを入れてみてください。

□頭を締めつけられているような重苦しい痛みがある。

□肩こりが強くなると、目の奥や顔の表面に痛みが発生する。

□後頭部全体が重苦しい。
□頭頂部が痛い。
□側頭部やこめかみの周辺が痛い。
□月経前と月経中に頭痛がひどくなる。
□アルコールを飲むと頭痛がする。
□同じ姿勢を長時間続けていると頭痛が起こる。
□にぎやかな場所で大声を出したあとに頭痛がする。
□音や光の強い場所にいたあとに頭痛が起こる。
□飛行機に乗ったときや、その前後に激しい頭痛に襲われる。
□頭痛薬を毎日もち歩いている。

1つでも✓マークがついた人は、頭痛ゾーンによる治療がおすすめです。

頭痛ゾーンでは、どこの筋肉が今起きている頭痛の原因となっているかがわかります。その筋肉に対して第3章で紹介する効果的な「頭痛解消ストレッチ」を行ったり、第5章を参考にして生活習慣を見直すことによって、症状は確実に改善されます。

「手技療法」で痛みの元を狙い撃つ

手技療法が有効な理由

「頭痛ゾーン」についてご理解いただけたら、次はこりかたまった筋肉の緊張を効果的にほぐす方法について説明しましょう。

通常、整体やマッサージ院などで行われている筋肉をほぐす手法では、全身に数百も存在するといわれる筋肉の中から、特定の筋肉を一つずつ狙ってほぐすことは基本的にはしません。もっと大まかに、頸部、背部、腰部といった部位で区切って考えるのが一般的です。たとえば、背中がこってつらいという患者さんに対して、背中全体をなでたり、押したり、もんだりすることにより、血行を改善させて筋肉をゆるめます。また、東洋医学でいうところのツボ（患部の急所）を刺激することによってゆるめる方法もあります。

一方、私が考案した「手技療法」は器具を用いたり薬に頼ったりせず、同じく手を使って行いますが、その理論は大きく異なります。ポイントは2つあります。まず1

つ目は、痛みやこりなどの症状がある部位を、全体的に漫然と治療するのではなく、症状を引き起こしている筋肉を細かく具体的に特定して、その筋肉を狙い撃ちすることです。２つ目は、特定した筋肉を治療するときに、かたくなっている箇所だけでなく、その筋肉を端から端までていねいに刺激してゆるめることです。同じ背中の治療を行っても、この2つのポイントを押さえた手技療法なら、はるかに高い効果を上げることができます。

頭痛誘発筋をゆるめ、頭痛を劇的に緩和する

私の手技療法の理論はシンプルですが、実践するには全身の筋肉に対する専門的な知識と、その筋肉を指や手根で正確にとらえるための訓練が必要です。

たとえば、頭痛を誘発している背中の筋肉をほぐすときのことを考えてみましょう。背中にはいくつもの筋肉が、少しずつ違う位置に、何層にも重なって存在しています。その中から、頭痛を誘発している特定の筋肉を見つけ出すために、問診、動作チェック、触診を行います。問診では、自覚症状のほか、いつも右側を向いてテレビを見ている、デスクワークが多いなどの生活習慣も聞きます。これによって、酷使さ

れているであろう筋肉が推測できます。

次に、動作チェックによって、関節の動く範囲の左右差などを確認します。これによって、関節の動きを制限している筋肉、つまり過度にかたくなっている筋肉を割り出すことができます。

最後に、実際に触診で筋肉に細かく触れてかたさの違いや硬結部（こりかたまっている部分）を確認することで、どの筋肉をゆるめる必要があるかを特定するのです。

そして、特定した筋肉を、硬結部だけでなく、端から端までしっかり刺激してゆるめます。ほかにも、その筋肉が存在する位置や深さによって押す角度や深さ、回数といった刺激の量、患者さんのポジションなど、多くのことに細かく気を配りながら、最良の結果を出すように刺激を加えます。これにより、頭痛誘発筋を的確にゆるめ、頭痛を劇的に緩和することができるのです。

手技療法による頭痛治療には専門的な知識と経験が必要ですが、それと近い効果を患者さんが自宅で出せるようにと考えたのが、本書で紹介する「頭痛解消ストレッチ」です。筋肉についてよく知らなくても、頭痛誘発筋を効果的にゆるめることができるように工夫してあります。ぜひ実践して、頭痛のない生活を取り戻してください。

頭痛誘発筋とおもな筋肉

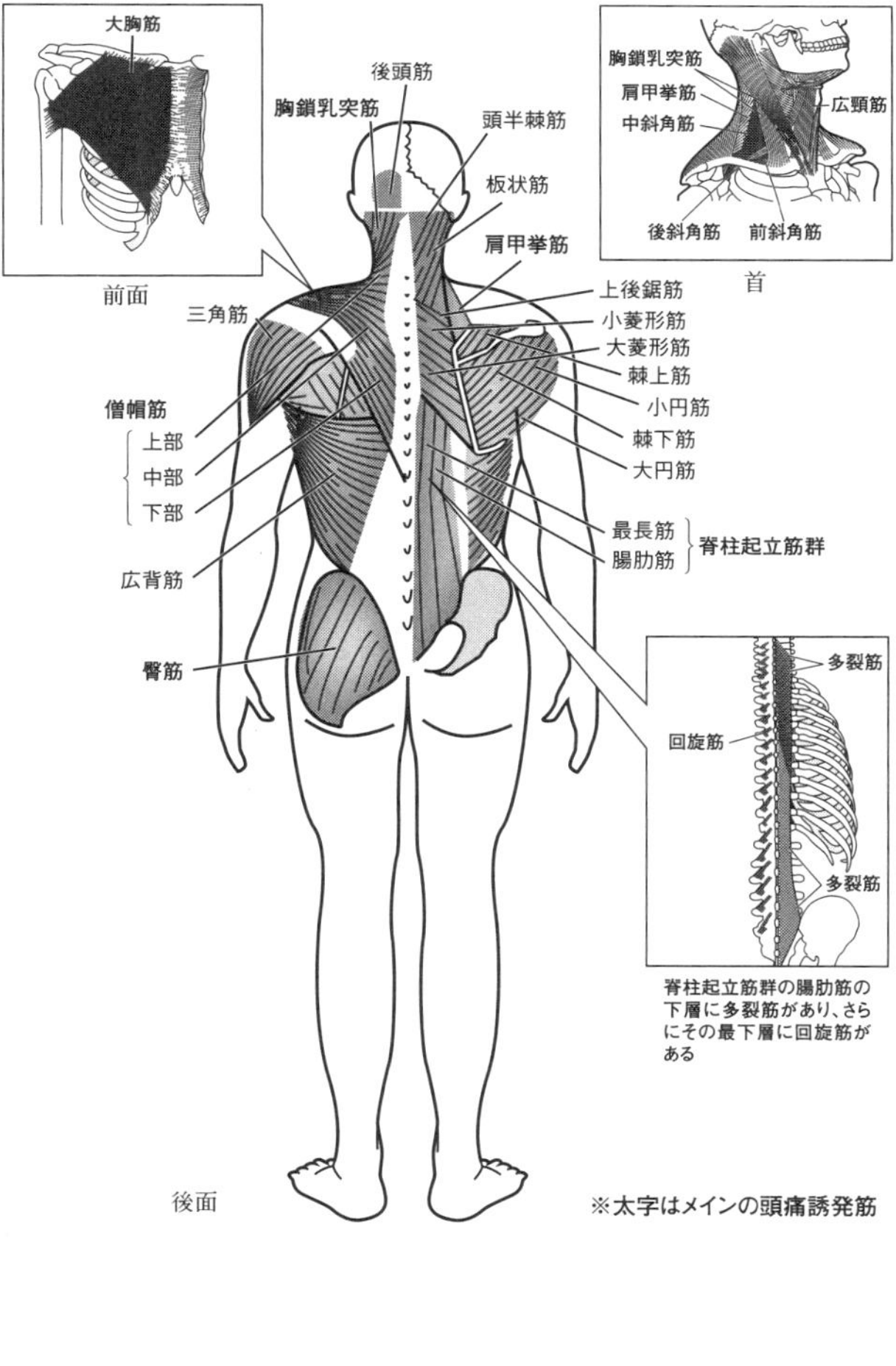

脊柱起立筋群の腸肋筋の下層に多裂筋があり、さらにその最下層に回旋筋がある

※太字はメインの頭痛誘発筋

「頭痛ゾーン」別、原因と治療法

①頭頂部ゾーン

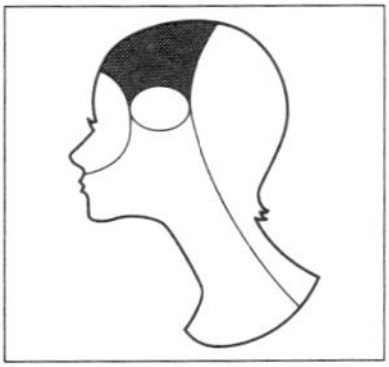

姿勢の悪い（顎《あご》を突き出して座る）人、猫背の人、体がかたい人、細かい作業をしている人などに頭痛が多発するゾーンです。

体がかたい人は、全身の可動域が狭いため、筋肉がのびたり縮んだりする範囲も狭くなります。筋肉には緊張と弛緩を繰り返すことによって血液を全身へめぐらせる役割があります。これを医学用語で「筋ポンプ作用」といいますが、この作用が弱いために、血液のめぐりも弱くなり、このゾーンに頭痛が発生しやすいのです。

また、頭頂部ゾーンの頭痛は男性に比べて女性に多く見られるのも特徴です。これは、男性に比べて女性は首の後ろの筋肉である頭・頸板状筋や後頭下筋群が弱いせいだと考えられます。そのため、放散痛として頭頂部に締めつけられるような痛みや突き刺されるような痛みが円形のスポットで出ます。

②側頭部ゾーン

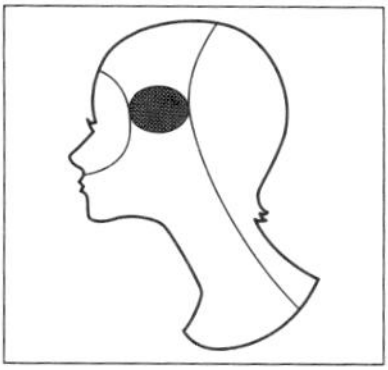

姿勢の悪い人、顎関節症《がくかんせつしょう》を患《わずら》っている人、精神的なストレスを抱えている人、ショルダーバッグのかけ方が悪い人、使っている枕に問題がある人などに頭痛が多発するゾーンです。

最近は、女性の間で大きなショルダーバッグが流行しているようですが、あなたは何でもポイポイとバッグに詰め込んでいませんか。この状態を続けていると、重たいバッグとは反対側に体が傾くようになってしまいます。いつも同じ側でもつのではなく、左右にバランスよく分散してあげましょう。

このゾーンの人は胸鎖乳突筋、斜角筋、側頭筋の放散痛が出ることが多いのです。胸鎖乳突筋も斜角筋も首を横に倒したり傾けたりするときに使う筋肉ですから、生活習慣の中で影響を受けやすいのです。

また、枕は寝違えを招く原因の一つでもありますので、自分に合ったものを使うようにしましょう。

③顎や顔面ゾーン

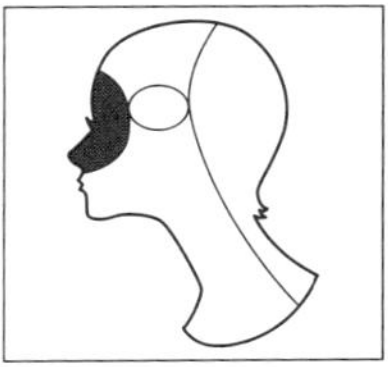

歯並びや噛《か》み合わせに問題がある人、顎関節に異常のある人、片側だけを使って噛む癖がある人や歯ぎしりをする人、鼻炎や副《ふく》鼻腔炎《びくうえん》、蓄膿症《ちくのうしょう》を患っている人などに多発するゾーンです。

顔に痛みがある場合は、まずは整形外科や耳鼻科に行くと思いますが、多くのケースは脳神経内科を受診するようにすすめられますが、顔面神経痛や三叉神経痛《さんさしんけいつう》と診断される人が多いのですが、じつはこれも頭痛の一種なのです。

また、頭痛と歯の痛みは深くかかわっています。たとえば、顔面ゾーンの痛みを訴える患者さんには、虫歯の人も多いのですが、この場合は虫歯を治療すれば痛みは消えます。一方で、虫歯はないのに歯の痛みを訴える患者さんがいます。この場合は、顎の放散痛のことが多いので、顎の周囲の筋肉をゆるめてあげると痛みはスパッと消えます。

④後頭部ゾーン

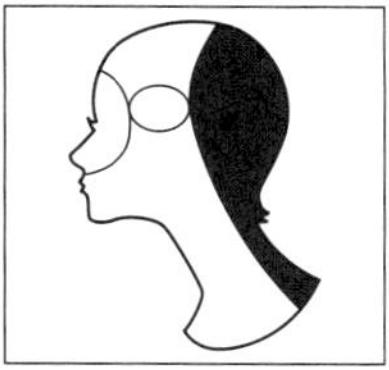

仕事の重責などで過緊張状態が続く人、上がり性の人、ストレスを抱えやすい人、慢性的な運動不足の人、一日の中でデスクワークの多い人、眼精疲労の人、睡眠不足の人などに多発するゾーンです。

このゾーンはストレスとかかわりが深いところです。私たちの脳はストレスをキャッチすると、脳神経から直接支配できる僧帽筋に情報を伝えます。僧帽筋は背中の大きな筋肉であり、影響力があります。この筋肉は後頭部についていますから、放散痛として後頭部ゾーンに頭痛が生じてしまうのです。

患者さんの中には、頭痛ではないけれど、気疲れして背中が痛いという人もいます。気疲れが表れてしまう背中は、心の顔ともいえます。

頭痛の出ない体をつくる

頭痛には体からのメッセージが隠されている

じつは、私たち人間の体は突き詰めて観察していくとまだまだわからないことが多いのです。前に述べましたが、痛みのメカニズムは調べれば調べるほどわからなくなります。

しかし、私は痛みが出るということは、「そこに何かありますよ」というお知らせであり、体からのメッセージだと思っています。

頭痛の場合は、二次性頭痛と呼ばれる脳腫瘍《のうしゅよう》や脳出血、くも膜下出血などの疾患が隠れていることがあります。そのほかにも休息不足や寝不足、眼精疲労、過度の精神的ストレスの蓄積、運動不足、姿勢の乱れ、栄養バランスの悪化や水分不足、冷えなど、目には見えない危険信号を体がきちんととらえて、私たちに教えようとしてくれているのです。

だから、このメッセージを無視したり、薬などの対症療法で抑え込もうとすることは、本来の危険信号を見逃すことになり、大きな病に進行させてしまう危険性もあります。「頭痛くらい」と甘く見てはいけません。頭痛は大切なメッセージを送ってくれているのです。痛みをきちんと感じ取って原因を突き止めることが、健康な体を維持するための秘訣《ひけつ》だと考えています。

頭痛コップの水かさを低くしておく

あなたは「コップ理論」という言葉を聞いたことはありませんか。これは心理学の理論の一つといわれていますが、頭痛治療にも応用できる重要な考え方だと私は思っています。ストレスを水にたとえて、自分の中であふれさせないようにしようという考え方で、ストレスの上手な逃がし方ともいえるものです。透明なコップに少しずつストレスという名の水が入っていく様子を想像してください。

健康な状態のときはコップの水が少ないですから、問題はありません。ところがストレスが重なると、それに比例するようにコップの水は増えていきます。そして、ストレスが極限に達するとコップの水かさもなみなみといっぱいになってしまいます。それでもがんばり続けていると、ちょっとしたストレスが引き金になってコップの水

コップ理論のモデル図

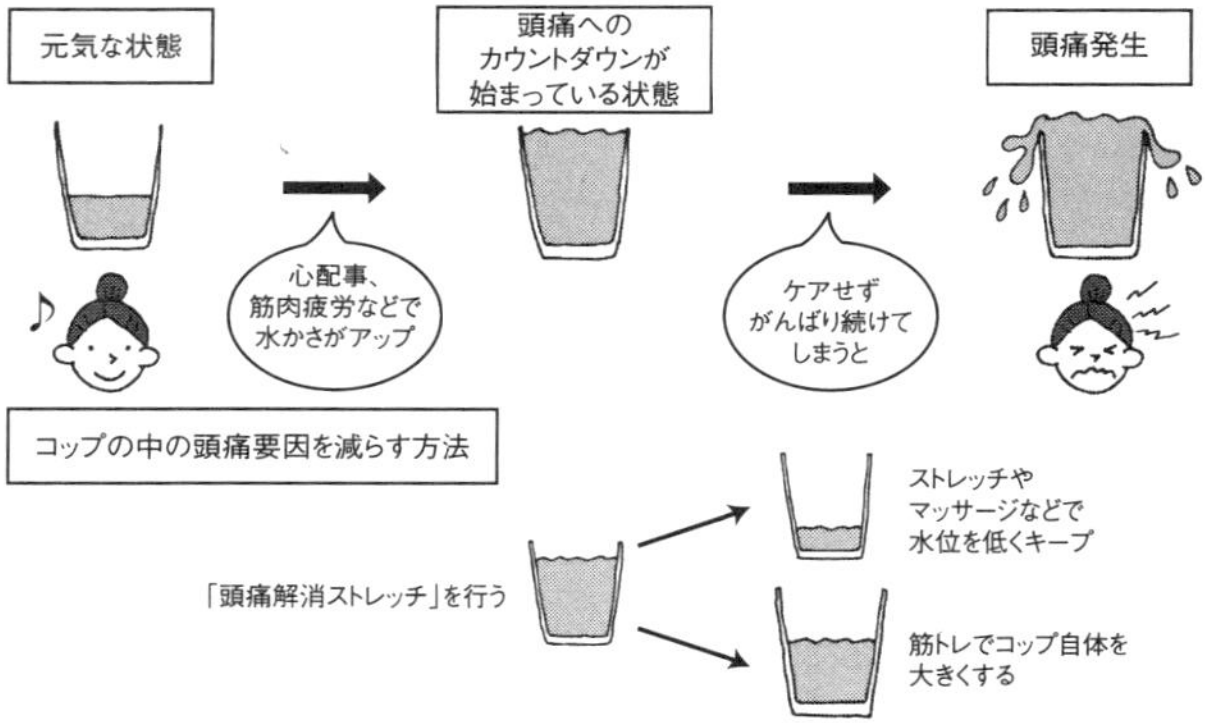
元気な状態
頭痛への
カウントダウンが
始まっている状態
頭痛発生
心配事、
筋肉疲労などで
水かさがアップ
ケアせず
がんばり続けて
しまうと
コップの中の頭痛要因を減らす方法
「頭痛解消ストレッチ」を行う
ストレッチや
マッサージなどで
水位を低くキープ
筋トレでコップ自体を
大きくする

はあふれ出てしまい、頭痛が発生するのです。

ストレスには心因性と外因性の2つがあります。心配事や不安感などといった心因性のストレスで、体の自律神経系の機能が低下することによって頭痛が発生します。

一方、外因性ストレスは、筋肉の疲労による筋収縮、パソコンなどによる眼精疲労といった生活習慣が原因で、これが頭痛を起こします。

本当の意味で病気を根本から治す（根治）ためには、両方のストレスの原因を根本から解消しなくてはなりません。

私たちが日常生活を送るうえで、これは無理な相談です。たとえば、子育てのストレスを抱えているお母さんが、育児をやめられるかといったら、それはできませんから。

しかし、ストレスによる水かさは、頭痛誘発筋を弛緩させることで簡単に下がります。そのためには第3章で紹介する頭痛マッサージ法や頭痛ストレッチ法が有効です。これにより頭痛を発生させているメカニズムの流れを断ち切ることになりますから、頭痛は治ります。

さらに、ストレスにさらされても、頭痛が出ない体になることが大事なのです。

たとえば、仕事でパソコンを長時間使っていて眼精疲労があり、それが原因で頭痛が発生するとわかっていても、仕事は簡単にはやめられません。そこで、仕事の内容を変えられないのであれば、コップそのものを大きくすればいいのです。コップが大きくなれば、頭痛の原因とされるさまざまなストレスに見舞われても水があふれることはないので、頭痛は起こりません。頭痛を誘発する筋群をゆるめたり、鍛えたりすることが重要なのです。そのための予防策として第3章の頭痛予防筋トレ法が有効ですし、生活習慣を見直す必要もあります。

第3章

実践！「1分間でスッキリ！頭痛解消ストレッチ」

「1分間でスッキリ！ 頭痛解消ストレッチ」で、筋肉の歪みを矯正する

前兆が出現する前に行うのが、最も効果的

この「1分間でスッキリ！ 頭痛解消ストレッチ」は、今起きている頭痛が解消されます。器具を使いませんし、椅子《いす》に座ったままで行えますから、頭痛が起こったときに、いつでもどこでもすぐに実践できます。前に述べたとおり、頭痛解消には筋肉をゆるめることが肝心です。そのために私が独自に開発したストレッチなのです。所要時間はどれも1分ほどですが、つらい頭痛がスーッと軽くなっていることを実感できるはずです。ただし、目の奥をえぐられるような強い頭痛が出ているときは安静にすることが重要ですので、控えてください。

また、頭痛持ちの人の多くは、何となく「頭痛が出そう」とわかるはずです。前兆が起こるその前の段階に実践すると、確実に頭痛を予防することができます。前兆が生じている最中でも効果はありますが、頭痛予防には、頭痛サインが出る一歩手前の

対処がとても大事なのです。

98ページ以降で紹介する「頭痛ゾーン別レシピ」をコンスタントに週に2回行ってください。頭の重みを支える筋肉を強化できますから、頭痛は確実に予防できます。筋トレ以外は、朝起きたときやオフィスで気分転換したいときなど、毎日こまめに行うのがおすすめです。生活習慣の一つとして、ぜひ取り入れてみてください。

「筋バランス」を整えて、頭痛を寄せつけない体をつくる

あなたは、「筋バランス」という言葉を聞いたことがありますか。

これは一言でいうと、筋肉の左右差のことです。左右差を知るために、ちょっと実験をしてみましょう。

まず、できれば姿見のような全身が見える大きな鏡の前に立ってください。目を閉じて、体の力を抜きます。そのままパッと目を開けます。鏡に映ったあなたはどんな状態ですか？　左右の肩の高さが違っていませんか？

これが、あなたの筋肉の歪《ゆが》みなのです。筋肉の歪みとは、言い換えれば「筋肉のかたさ、筋力、筋量、柔軟性、温度、血流量」に左右差があることです。この歪みこそ

が頭痛を誘発している原因です。

じつは、高いほうの肩も低いほうの肩も、あなたの本来の肩の高さではありません。肩は水平についているものですから、左右の肩の高さの差のちょうど中間の位置が、正しい高さなのです。

たとえば、右肩が下がっている人は右の肩や腕をよく使っているということですから、左腕を多く使うように意識することで矯正できます。

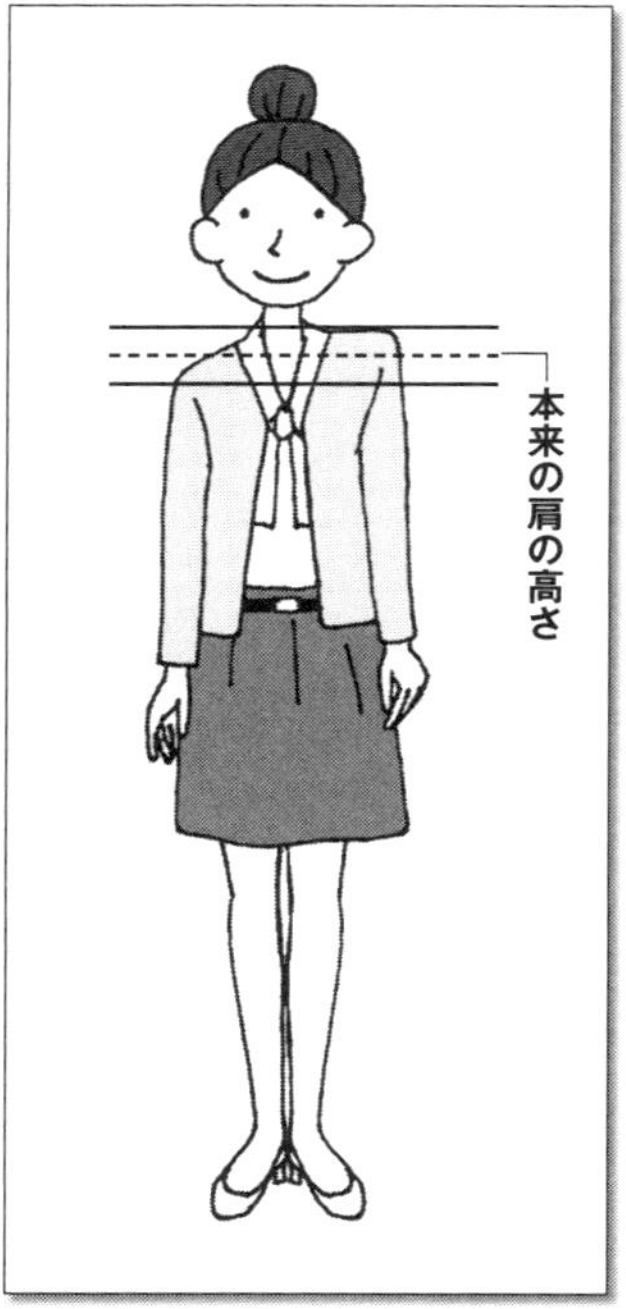

左右で肩の高さが違う人は、高いほうの肩と低いほうの肩のちょうど中間が、本来の肩の高さになる

本章で紹介する「頭痛解消ストレッチ」は、筋バランスを整えるのに効果抜群です。これは私が考案したオリジナルです。当院では頭痛持ちの患者さんには、これらの中から最適なものを指導しています。すでに4000人の患者さんが頭痛の痛みや薬から解放され、いきいきした生活を取り戻しています。

頭痛解消ストレッチの特長

基本となるメソッドには、「頭痛体操法」「頭痛マッサージ法」「頭痛ストレッチ法」の3種があります。それぞれの特長を説明しましょう。

・体操法では自分の首や腕の重さ（自重）を利用して、筋肉を効果的に動かします。

・マッサージ法では、効果的な刺激を与えることによって頭痛誘発筋をゆるめます。

・ストレッチ法では、かたくなりがちな部位の筋肉を意識的にのばします。

さらに、頭痛の原因の一つである頭痛誘発筋を強化したいのなら、「頭痛予防筋トレ法」がおすすめです。リズミカルに行うことによって、主要な大きい筋肉を無理なく鍛えられます。

ここで紹介する順番に行う必要はありません。まずは、こりや痛みを感じている部分から、ほぐしたりのばしたりしてみてください。あなたの生活の中に取り入れてみることが大切なのです。

基本のメソッド

効果抜群、たった1分でできる「頭痛体操法」

ふだん、かたまりがちな首や顎《あご》、肩や腰を大きく回旋させましょう。

9軸回旋法

「9軸回旋法」は私が考案した首の体操法です。頸部に集まっている頭痛誘発筋を深いところまで伸縮させてゆるめることができます。筋肉の血流量が増加し、筋肉の柔軟性が高まりますから頭痛が解消します。頭痛の予防にも効果的です。

次に示すように、この体操には9つの基本軸があり、それぞれの軸で首を回すことで肩や首のこりに劇的な効果を発揮します。どの軸も、のど仏《ぼとけ》から頭の天辺に向かって通っていると想像してください。ポイントは、首が回るところまでしっかり意識して回旋させること。各軸2回ずつ行います。

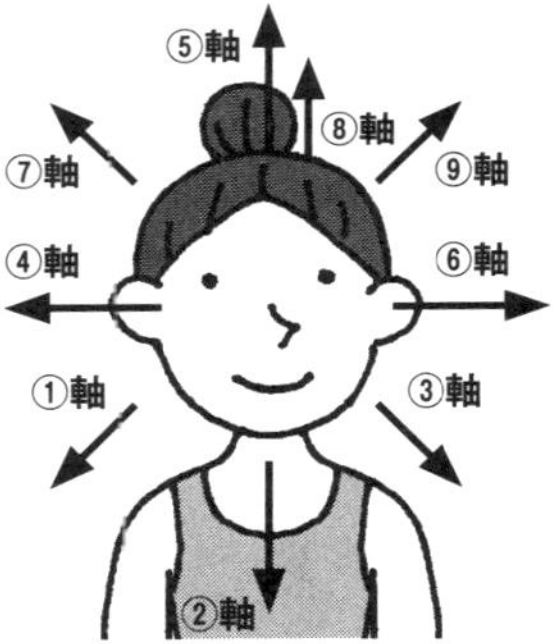

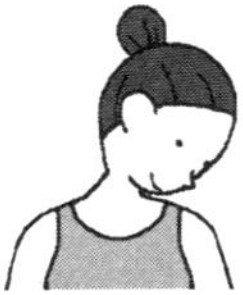

③軸　首を前に倒して頭は左に傾ける

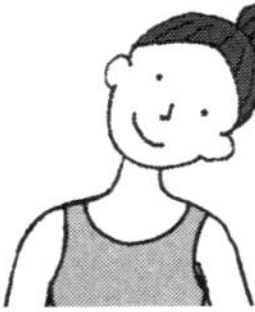

⑥軸　首をまっすぐにして頭は左に傾ける

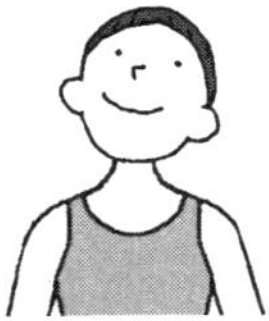

⑨軸　首を上に向けて頭は左に傾ける

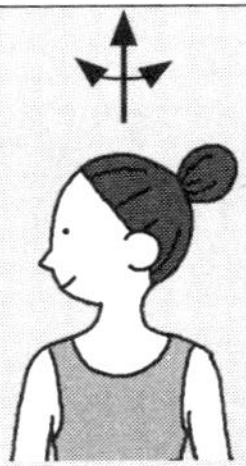

９軸回旋法の行い方（⑤軸の例）

正面を向き、首をまっすぐにして軸を確認する。軸がずれないようにして右を向いてから左を向く。２回繰り返す

ポイント

①基本軸の首は傾けられるところまで傾ける
②左右に振るときは、しっかり向けるところまで振る
③のど仏から頭の天辺に向かって軸が通っているイメージで、天辺の位置は動かさない

9軸回旋法の基本軸

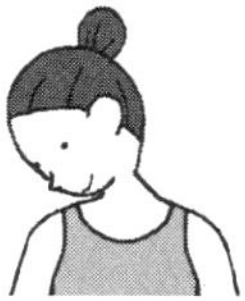

①軸　首を前に倒して頭は右に傾ける

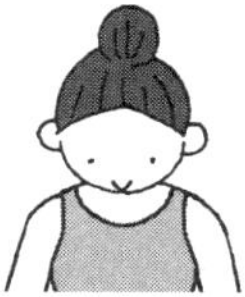

②軸　首を前に倒して頭は中央に置く

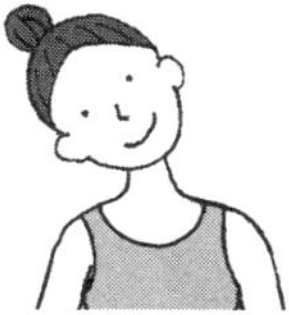

④軸　首をまっすぐにして頭は右に傾ける

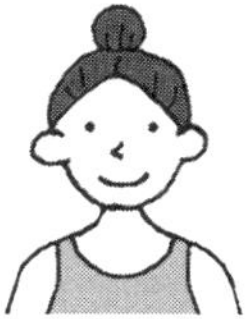

⑤軸　首をまっすぐにして頭は中央に置く

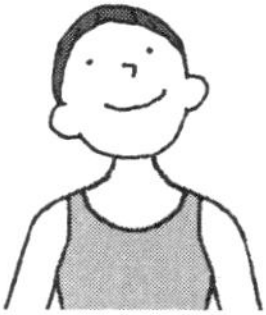

⑦軸　首を上に向けて頭は右に傾ける

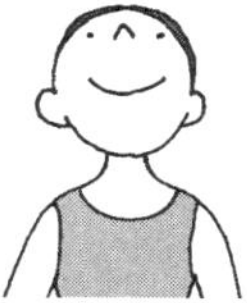

⑧軸　首を上に向けて頭は中央に置く

腕肩回し

肩から頸部を取り巻いている頭痛誘発筋に、自分の腕の重さを利用して自重負荷を加えます。肩甲骨を大きくしっかり回すのがポイントです。体操後は肩に疲労感が起きますが、その後、反作用で筋肉はゆるみますから、楽になります。いつでも暇を見つけて行うといいでしょう。

①

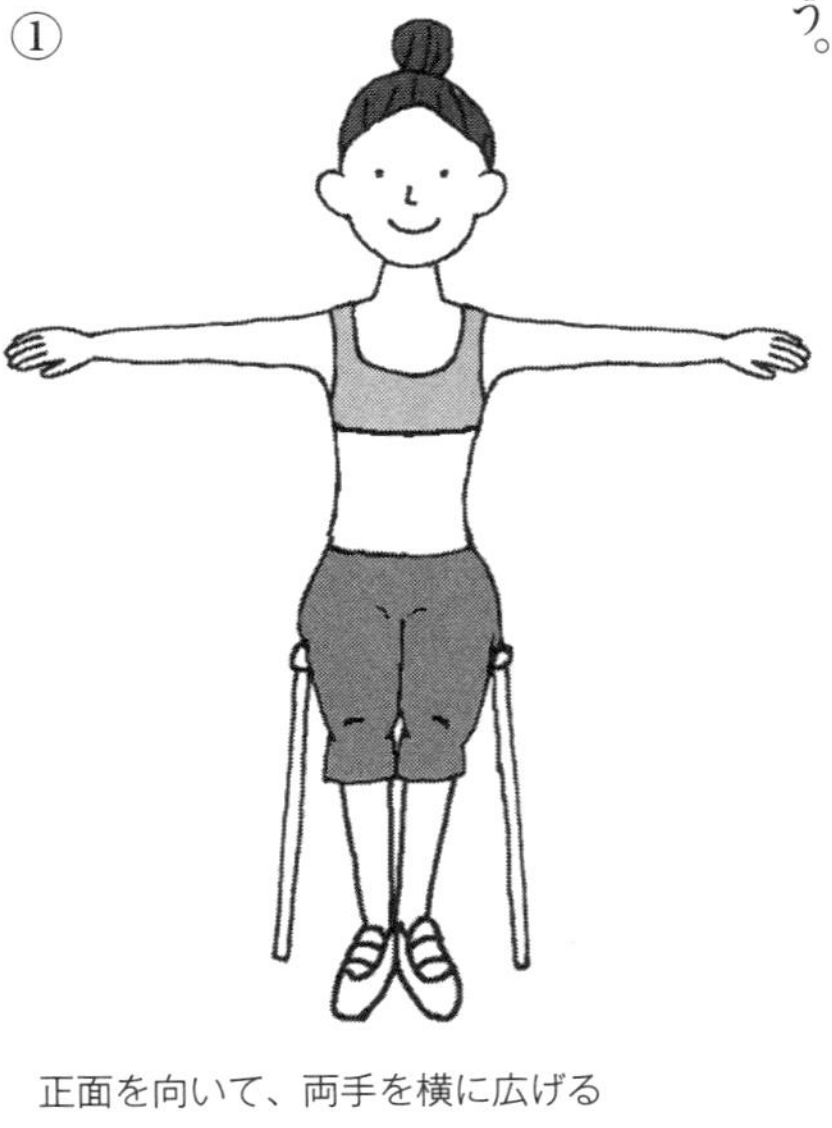

正面を向いて、両手を横に広げる

②

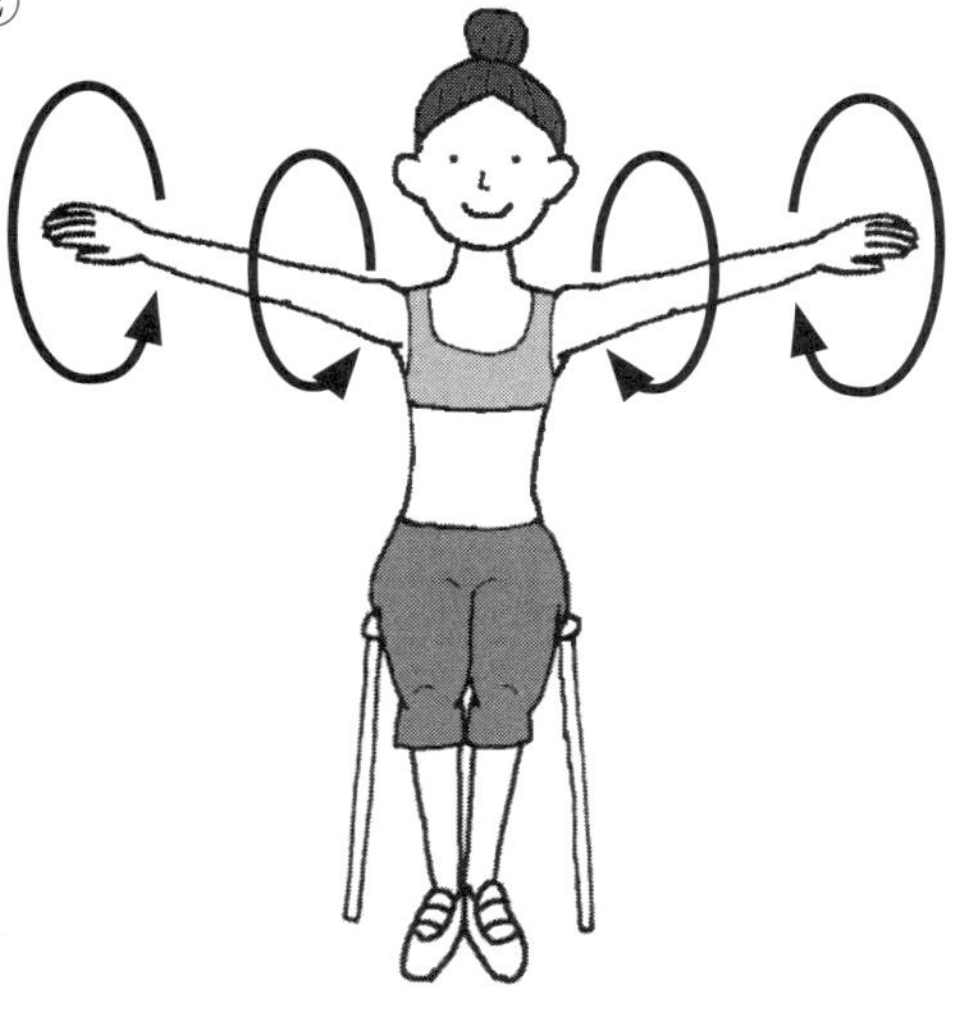

指先が30㎝の円を描くくらいに前に向かって大きく10周する。肩からしっかり動かすこと。同様に後ろ回しも10周する。このとき、指先はピンとのばす

首回し

顎から首にかけて、ゆっくり回してあげることによって、頸椎《けいつい》の最深層部にある頭痛誘発筋を効果的に伸縮させることができます。上体は動かさず、顎で水平に円を描くようにして首を回します。

最初は難しく感じるかもしれません。そんなときは、A4サイズの紙などに円を描いて、顎の前に置き、その上をなぞるようなイメージで回していくといいでしょう。

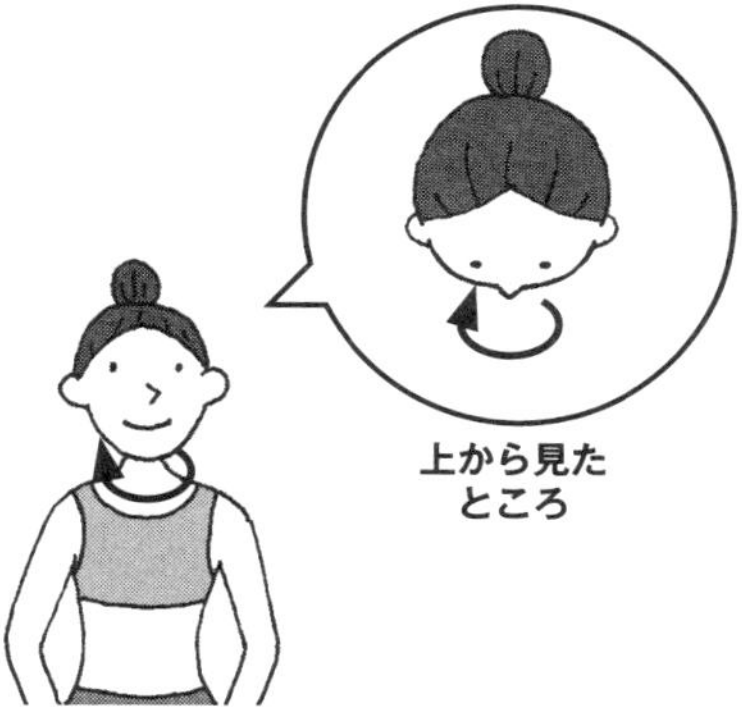

上体を動かさずに、顎で水平に円を描くようにして首を回す。右回しを5周したら、同様に左回しも5周する

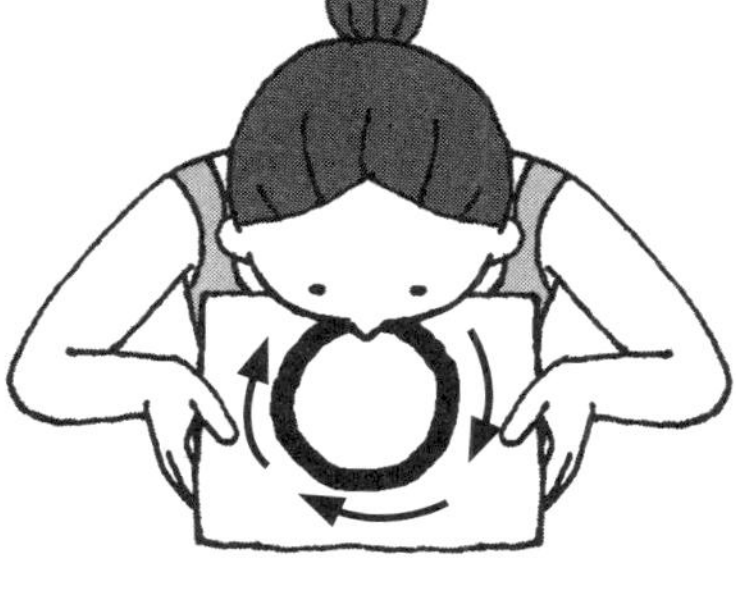

紙に描いた円をなぞるように顎を動かす

腰回し

腰を回すのではなく、骨盤を回します。骨盤には、インナーマッスルと呼ばれる腸腰筋《ちょうようきん》など、私たちの足を動かしている大切な筋肉がついています。ゆっくりでいいので骨盤がしっかり動いていることを確認してください。フラダンスやベリーダンスをイメージするとわかりやすいでしょう。

①

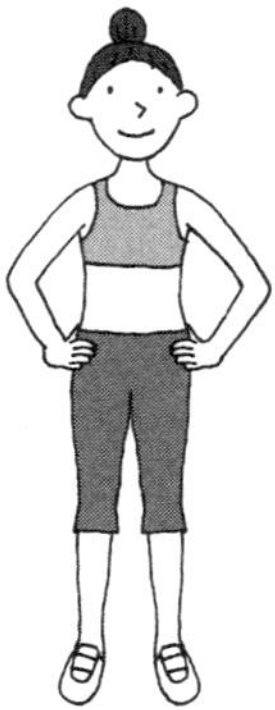

足は肩幅よりも少し広めに開いて立ち、手は腰に置く

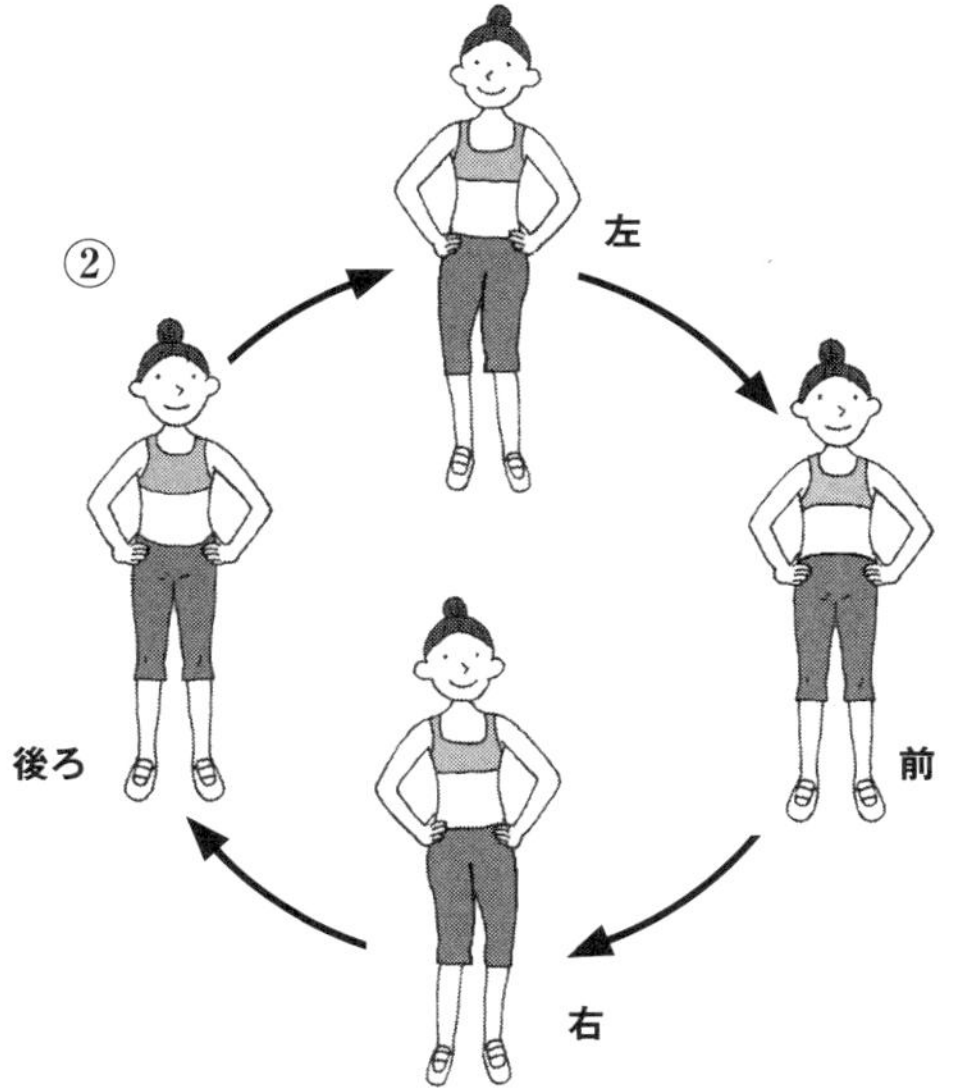

まず右の骨盤を引き上げる。次にお尻を後ろに突き出すようにし、その次に、左の骨盤を引き上げる。最後に腰を前に突き出す。この動きをスムーズにつなげて腰を回す。右回しに20周したら、同様に左回しも20周する

基本のメソッド

自分でラクラクできる「頭痛マッサージ法」

頭痛誘発筋をマッサージすることによってこりが解消し、筋肉内の血流が良くなります。さらに頭痛誘発筋がゆるみますから、柔軟性が高まり、放散痛の痛みが軽減します。また、頭痛を予防することもできます。

通常のマッサージは、こりにこっている部分をもみほぐしますから、大きな力が必要です。そのために、自分ではできなくて誰かにもんでもらうことになります。

しかし、ここで紹介するマッサージ法なら、大きな力を使わず効果的に筋肉に刺激を与えることができます。

たとえば、体動マッサージでは患部を自分の指先で押しながら、さらに首や腕を動かします。つまり、自分の首や肩の筋肉の動きを利用することによって、患部に強い刺激が入りますから、ゴリゴリもみほぐさなくても、無理なく高いマッサージ効果が得られるのです。

体動マッサージ

■首をゆるめる

①

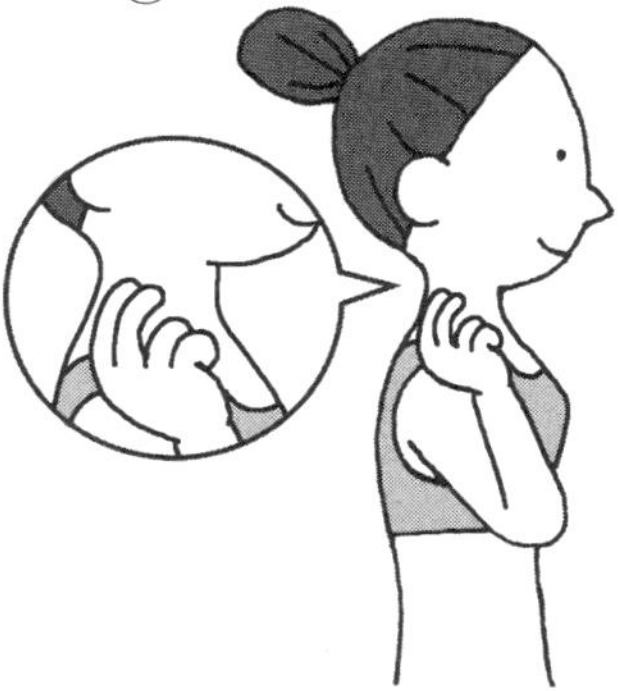

首の右側のこっている部分に人差し指と中指をしっかり押し込む

②

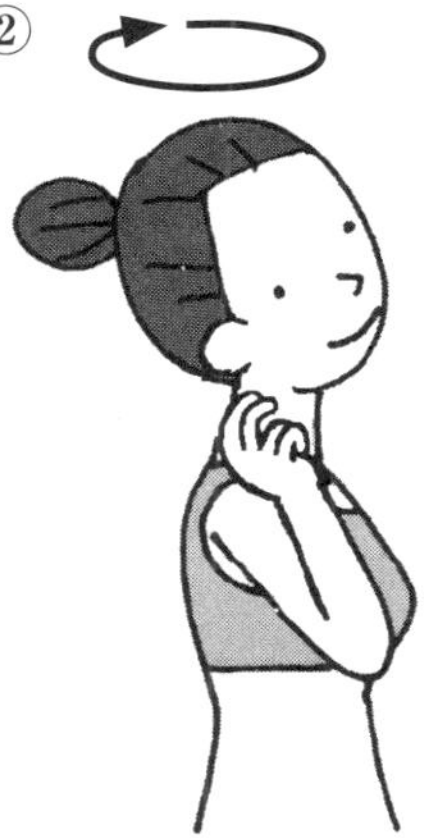

首を大きく右回りに2周する。左側も手を替えて同様に行う

■肩をゆるめる

①

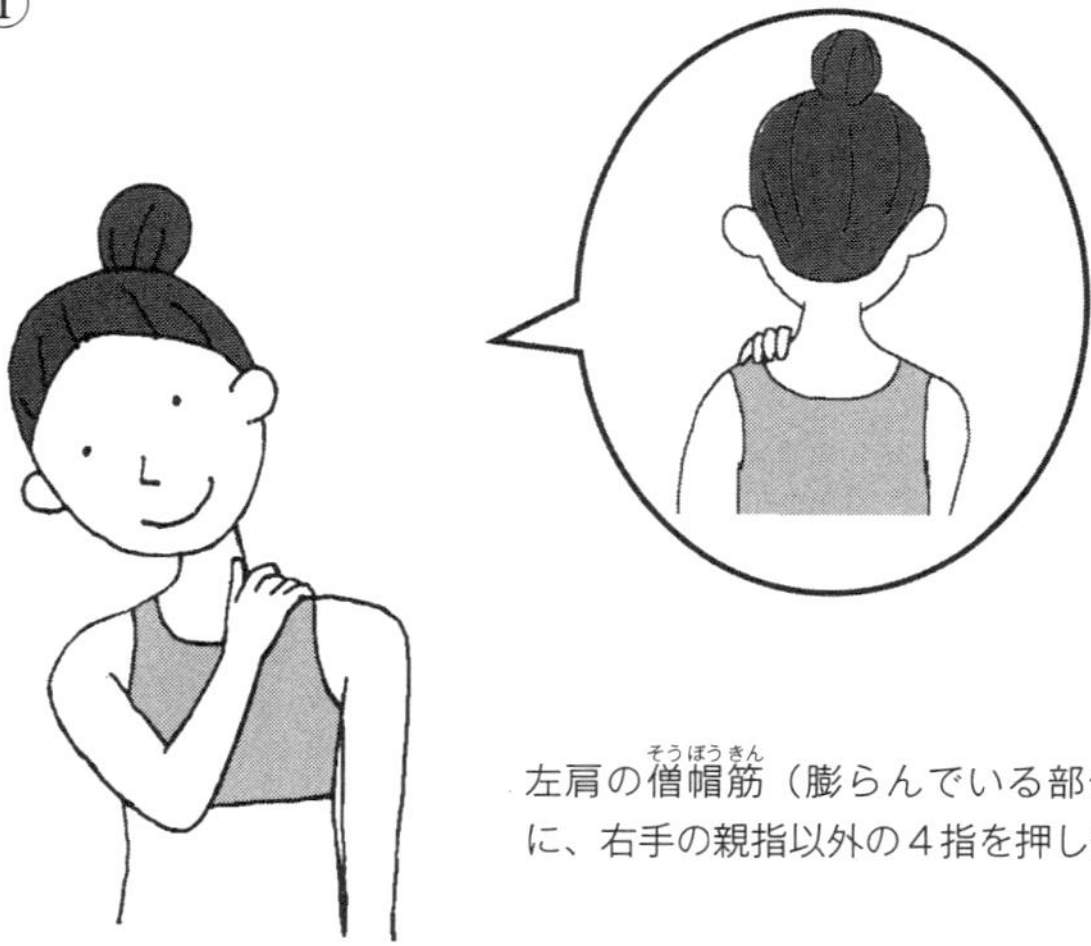

左肩の僧帽筋《そうぼうきん》（膨らんでいる部分）に、右手の親指以外の４指を押し込む

②

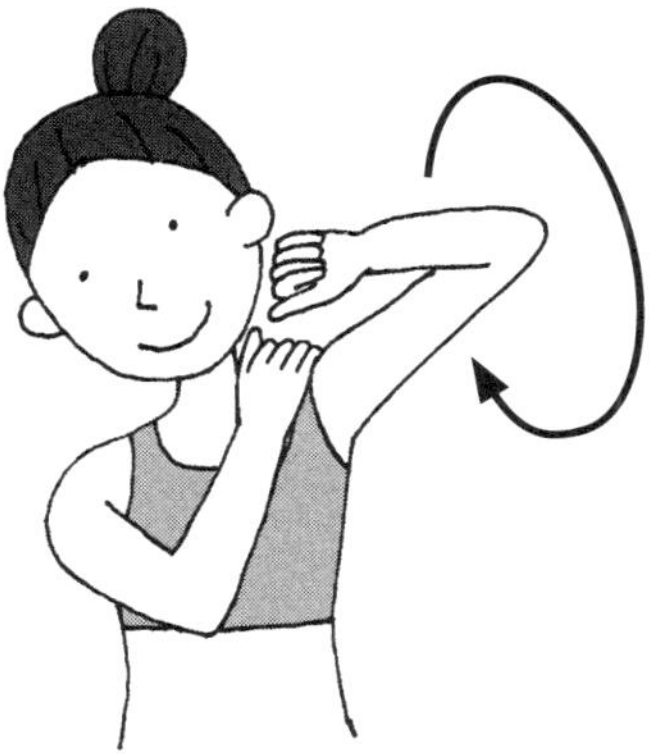

指を押し込んだまま左肘《ひじ》を曲げて、50㎝くらいの円を描くように大きく前回しに5周したら、次に後ろ回しにも5周する。右側も同様に行う

顎のマッサージ

①

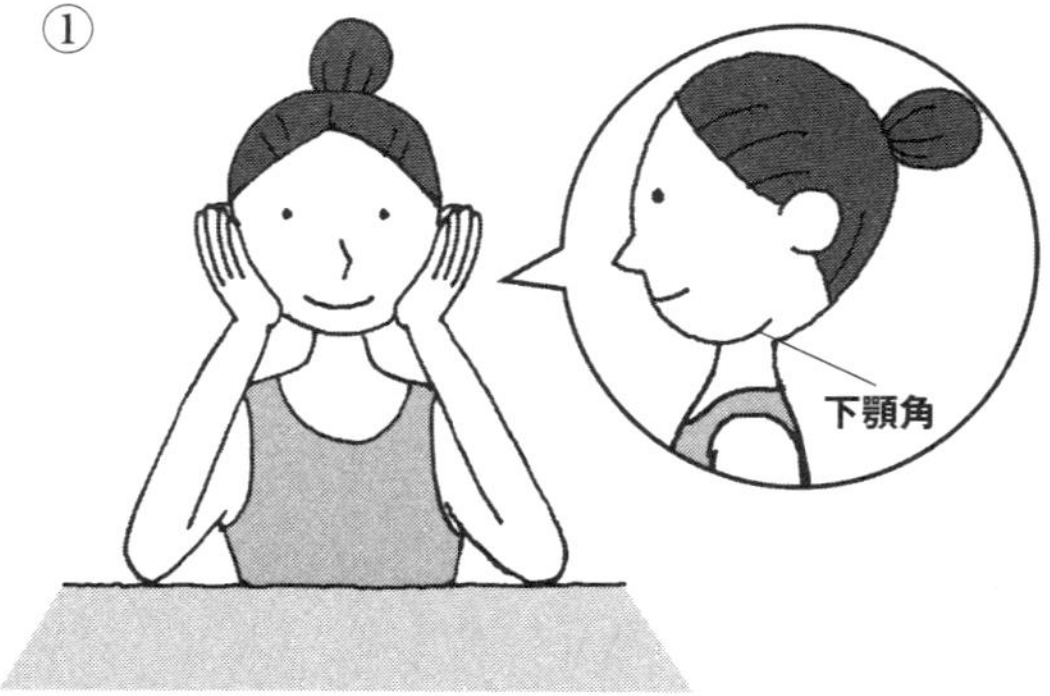

テーブルの上に両手の肘をつき、手根部（手のひらの盛り上がっている部分）で下《か》顎角《がくかく》（えらの部分）をしっかりはさむ

②

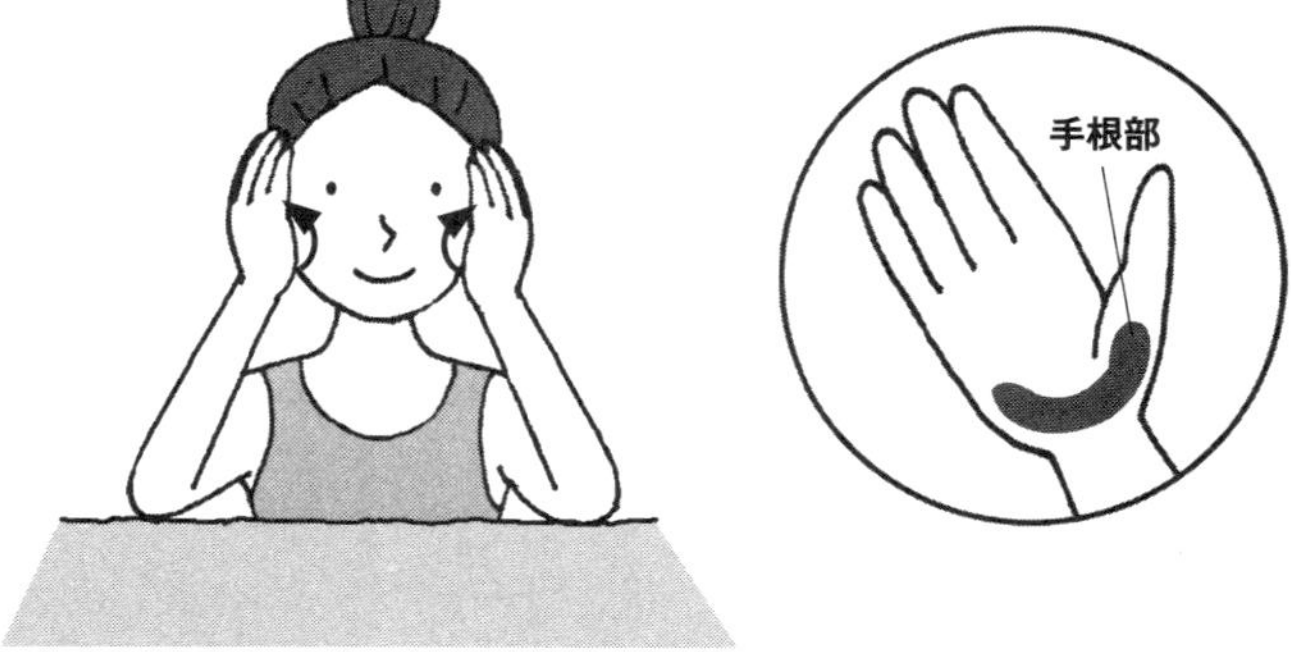

両手を頬骨《ほおぼね》に向かって動かし、また下顎角の位置に戻す。円を描きながら30秒ほどで5周する

側頭部のマッサージ

①

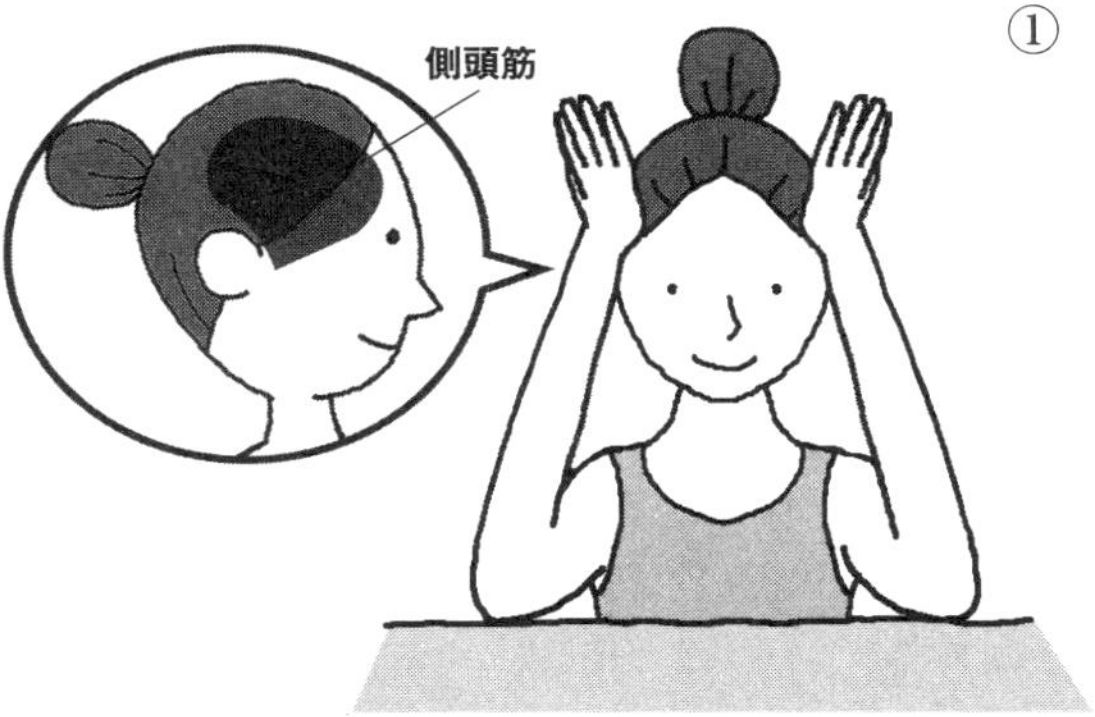

テーブルの上に両手の肘をつき、手根部で側頭筋（こめかみ周辺）をしっかりはさむ

②

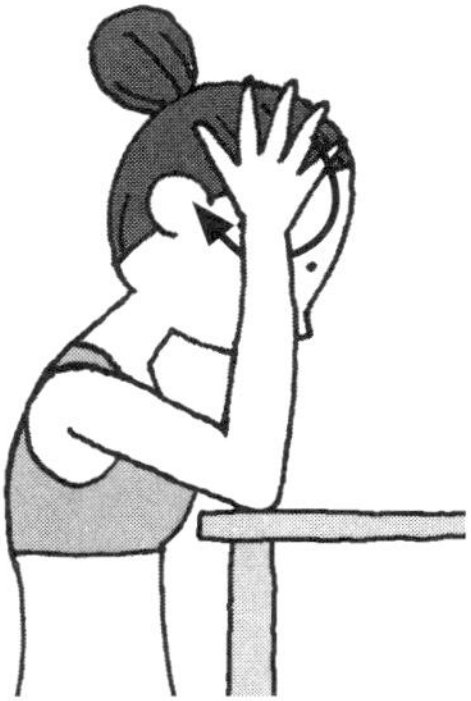

両手で前に向かって円を描きながら、側頭部全体を30秒ほどで５周する。側頭筋は面積が広いので、後ろのほうや頭頂部のほうまで行うと、さらに効果がある

基本のメソッド

頭痛誘発筋を効果的にのばせる「頭痛ストレッチ法」

残念ながら、今までの通常のストレッチでは頭痛誘発筋をのばすことができませんでした。しかし、本書で紹介するストレッチは、頭痛誘発筋そのものをピンポイントでのばすことができます。椅子や枕といった身近にある物を使うことによって、内部の筋肉まで効果的にストレッチできるのです。

たとえば、首の筋肉をのばすときは首だけでなく、肩や腕のつけ根といった複数の筋肉までピーンと張った緊張感を味わえます。さらに首の後ろをのばす場合、首の回旋を加えることによってのびる筋肉の位置も少し広がりますから、短時間で大きな効果が得られるのです。

ぜひ、通常のストレッチとの違いを覚えてください。

椅子を使った背中のストレッチ

①

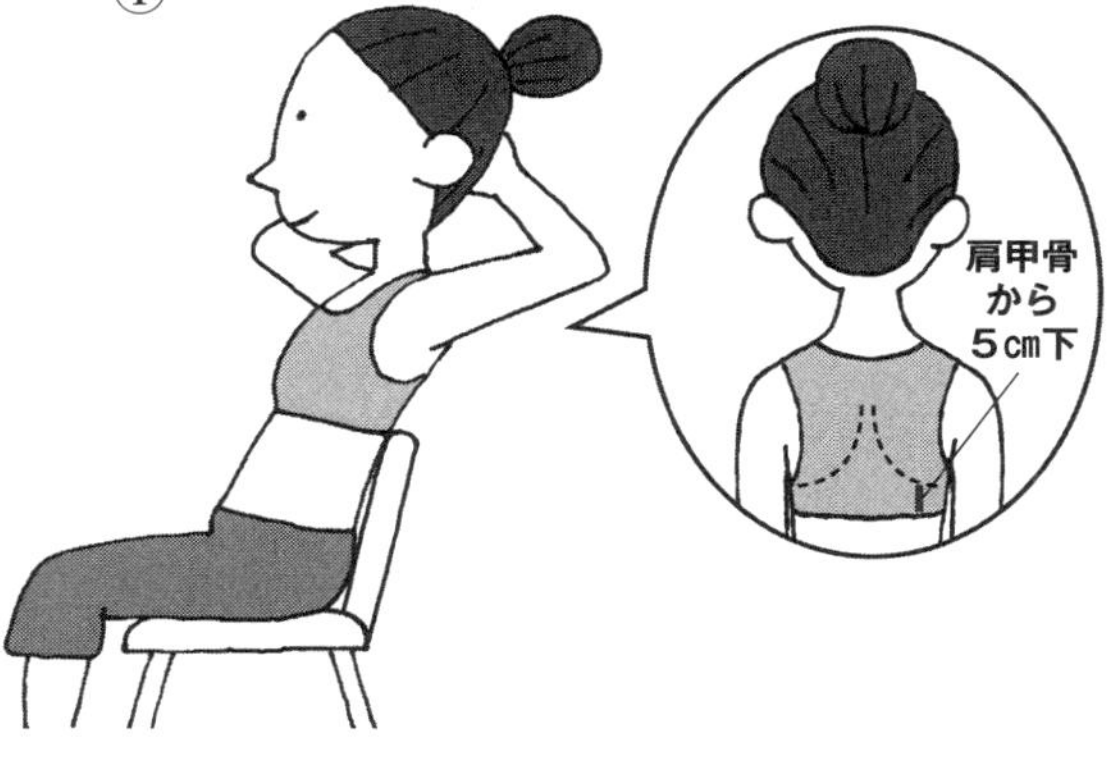

椅子の背の上端の部分に、肩甲骨から5㎝くらい下の部分が当たるように座り、両手は頭の後ろに組む

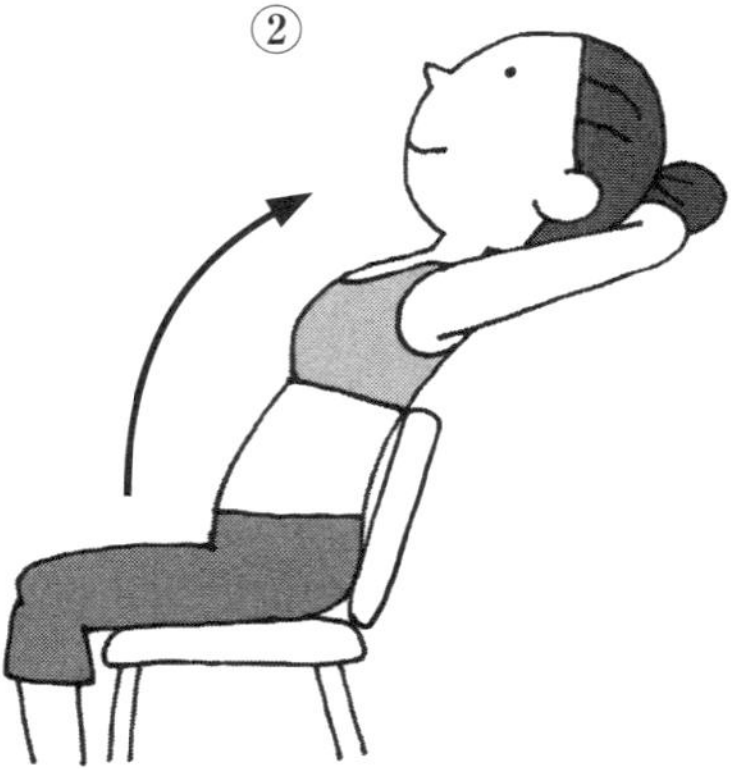

顎は引いた状態で、そのまま体を後ろに倒していく。大胸筋《だいきょうきん》と腹筋群、脊柱起立筋《せきちゅうきりつきん》群が刺激されていることを意識しながら20秒静止し、元に戻す。これを３回行う

椅子を使った首肩部のストレッチ

■首の前側をのばす

①

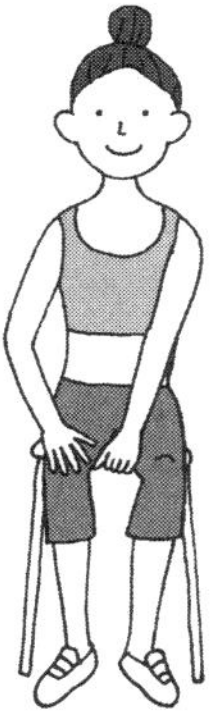

左前側をのばすときは、左手で椅子の前側をつかむ

②

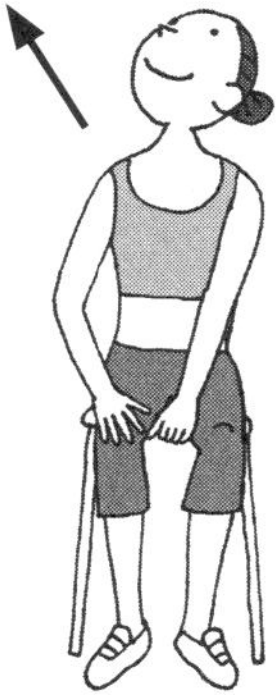

少し右上を向きながら、重心を後ろに傾ける。これで広頸筋《こうけいきん》と胸鎖乳突筋《きょうさにゅうとつきん》をのばすことができる。7秒静止し、元に戻す。右前側は左上を向きながら、同様に行う

■首の横側をのばす

①

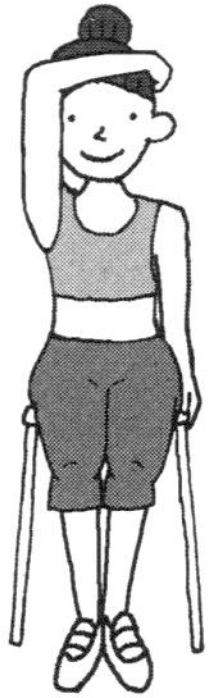

左手で椅子の左横側をつかむ。右手を左側頭部に当てて軽く引っ張る

②

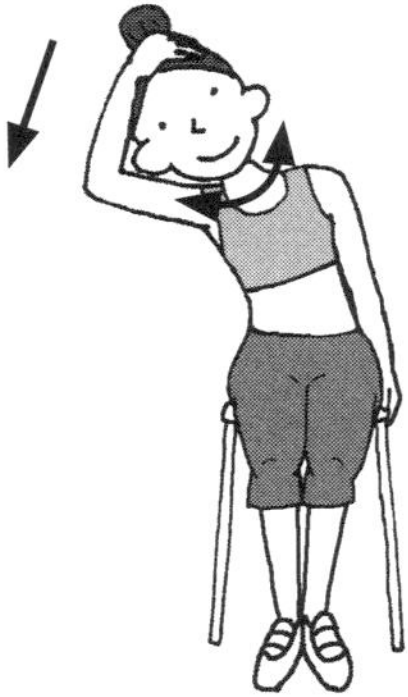

さらに重心を右側に傾ける。これで僧帽筋と肩甲挙筋《けんこうきょきん》、斜角筋《しゃかくきん》までしっかりのばすことができる。この状態で、首を左右に２回ずつ振る。右側も同様に行う

■首の後ろ側をのばす

①

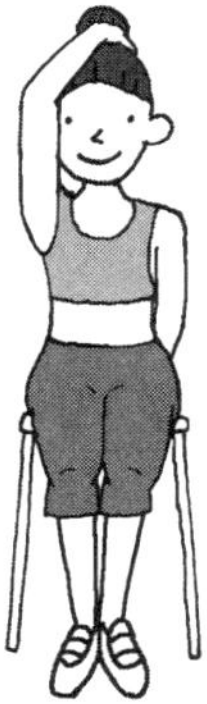

左手で椅子の後ろ側をつかみ、右手は後頭部に当てる

②

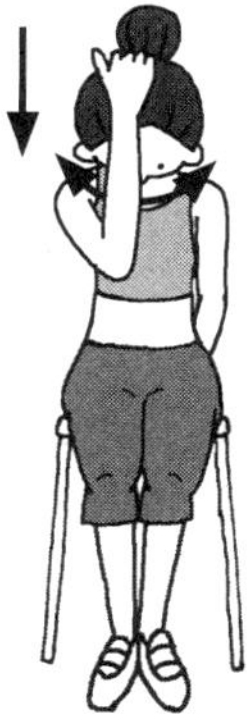

そのまま右手で下に押すようにして首と重心を前に傾ける。これで頭《とう》・頸板状《けいばんじょう》筋《きん》と脊柱起立筋群までしっかりのばすことができる。この状態で、首を左右に2回ずつ振る。左側も同様に行う

枕を使ったストレッチ

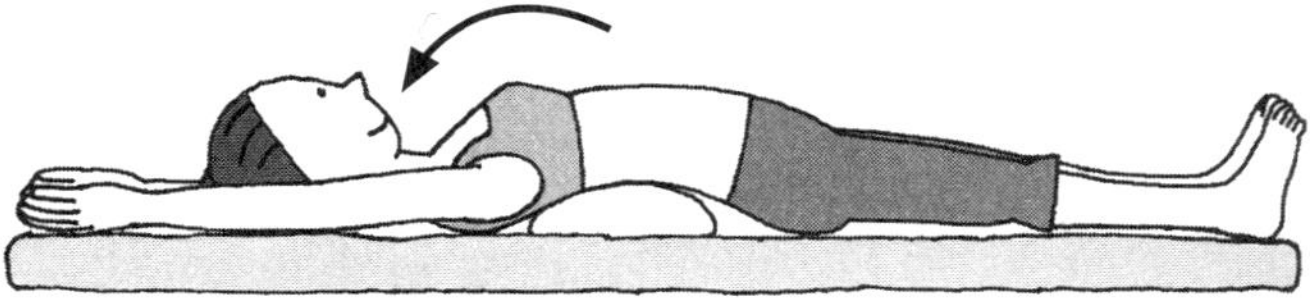

ベッドや布団《ふとん》に仰向けになり、背中が当たる位置に枕を置く。そのままバンザイをして、背中をぐっと反らせる。これで大胸筋や腹筋群、脊柱起立筋群までしっかりのばすことができる。１セット８分、１～２分休んでから２セットを目安に行う。枕はへこみにくい、そばがらのタイプがおすすめ

メソッド+1

頭痛誘発筋を鍛える「頭痛予防筋トレ法」

筋トレの効果は、産熱効果（熱を生み出す能力）の向上、頭を支える力（筋力と持久力）の向上、筋ポンプ作用の向上などがあります。筋トレ後は筋収縮後の反作用が起きて、筋肉が弛緩します。繰り返すことによって、「コップ理論」（57ページ）でいう、コップそのものを大きくする効果があります。しかも私の提唱する筋トレ法は、頭痛誘発筋にターゲットをしぼって組み立てています。だから、頭痛を予防したり痛みが軽減できるのです。

たとえば、首肩部の筋トレは自分の手を使って抵抗を加えます。強く押さえるのではなく、少しの力で抵抗するだけで十分効果があります。ゆっくり行うとかえって筋肉のこりの原因になることがありますから、少し速めに、10秒で7回くらいのスピードでリズミカルに行うのがポイントです。

胸部の筋トレも両手の抵抗を使います。大胸筋にしっかり力が加わりますから、効果抜群です。肩甲骨が近づいたり離れたりするのを意識しながら行うのがポイントです。

首肩部の筋トレ

■首の前側

①

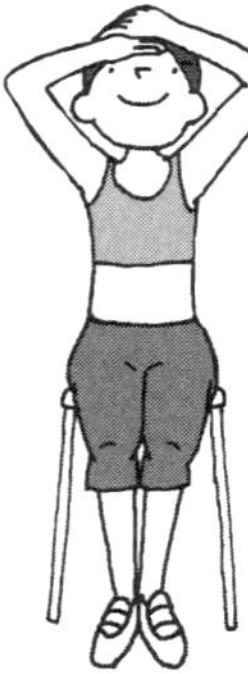

両手を額に当てて、上を向く

②

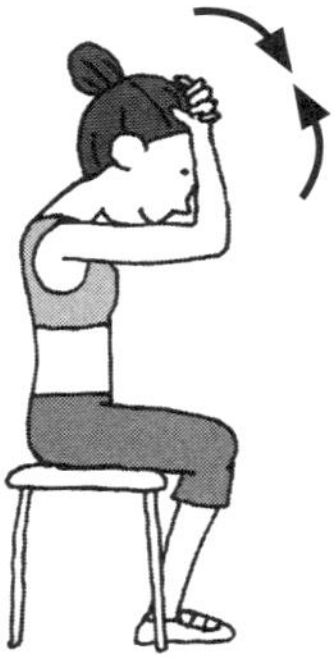

そのまま手と頭で押し合いながら下を向く。次に、手の力を抜いて頭を元に戻す。これを３回行う

■首の横側

①

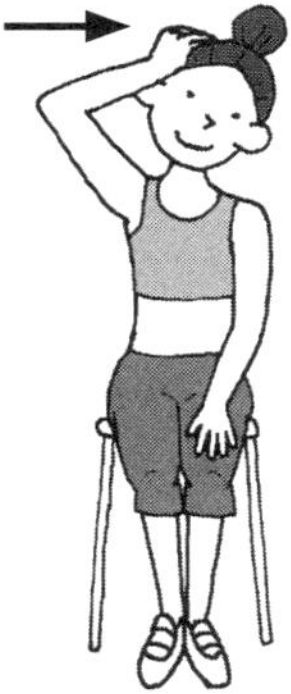

右手は右側頭部に当てて、首を少し左に倒す

②

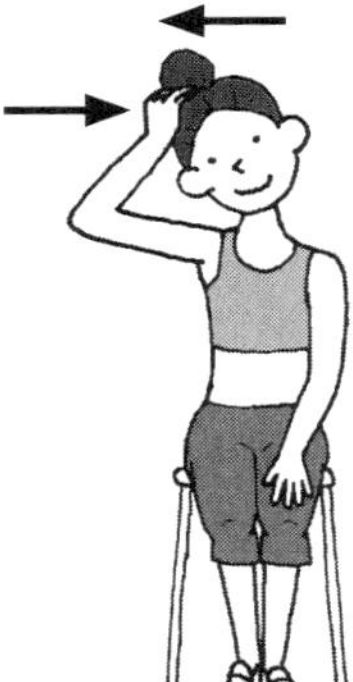

手と頭で押し合いながら、首を右に倒す。次に、手の力を抜いて首を左に戻す。これを３回行う。左側も同様に行う

■首の後ろ側

①

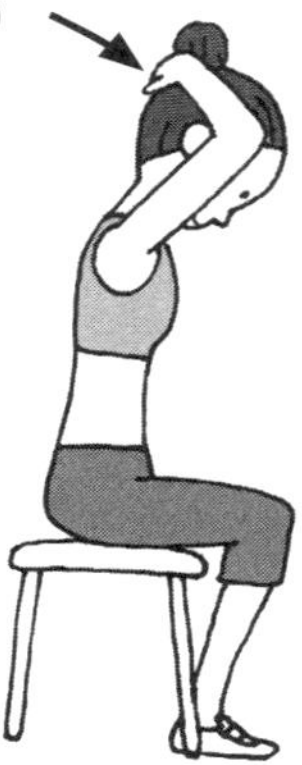

両手は後頭部で組み、頭を少し下げる

②

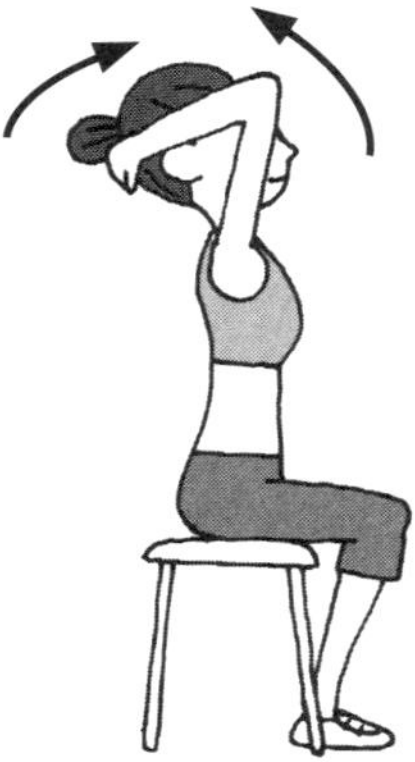

両手で抵抗を加えながら、頭を起こす。
これを３回行う

胸部の筋トレ

①

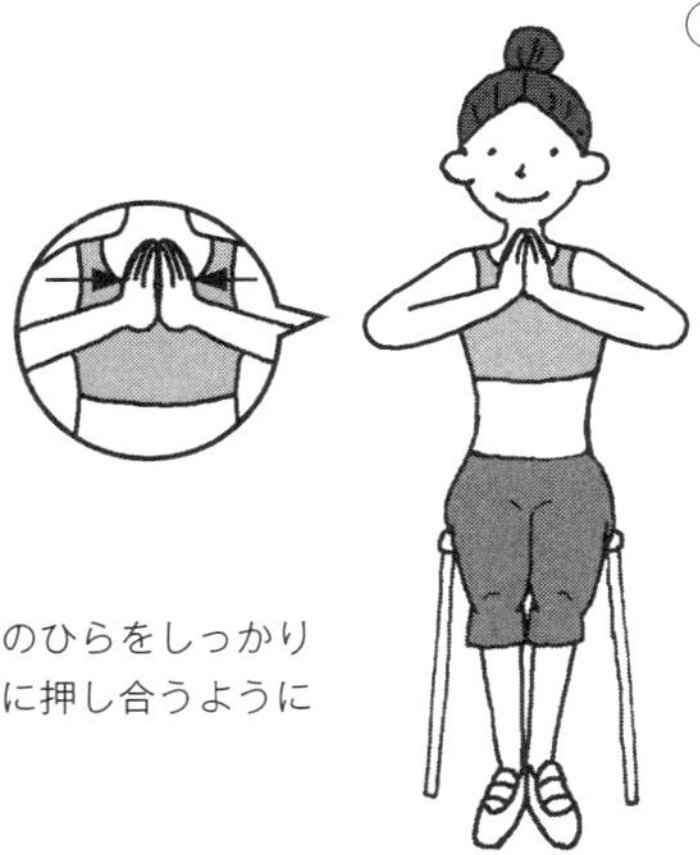

胸の前で両手のひらをしっかり合わせ、内側に押し合うように力を加える

②

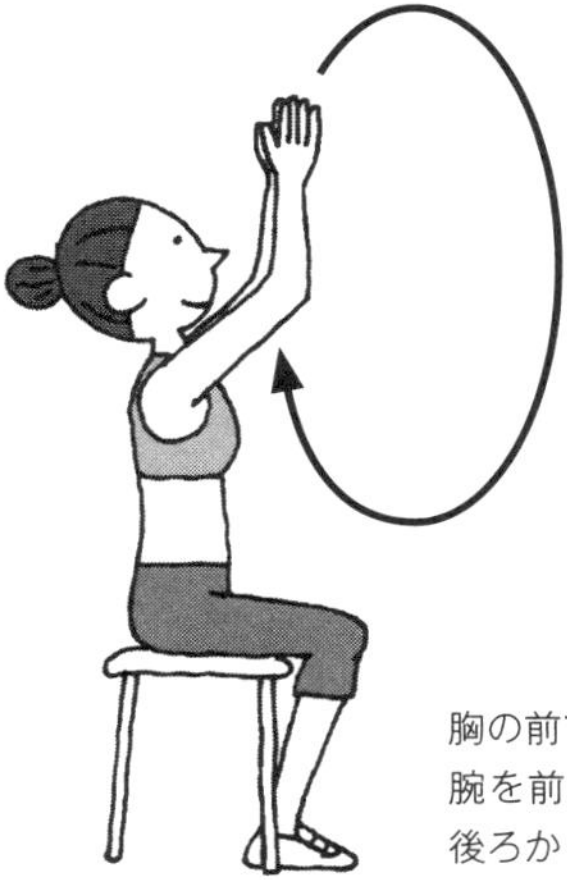

胸の前でできる限り大きな円を描くように、腕を前から後ろに向かって10周する。次に後ろから前に向かって逆回しに10周する

腹部の筋トレ

①

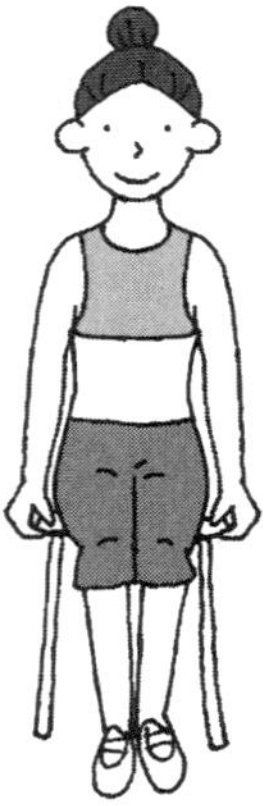

背すじはのばして体を少し後ろに傾ける。
膝《ひざ》はつけて、手は椅子の横前側をつかむ

②

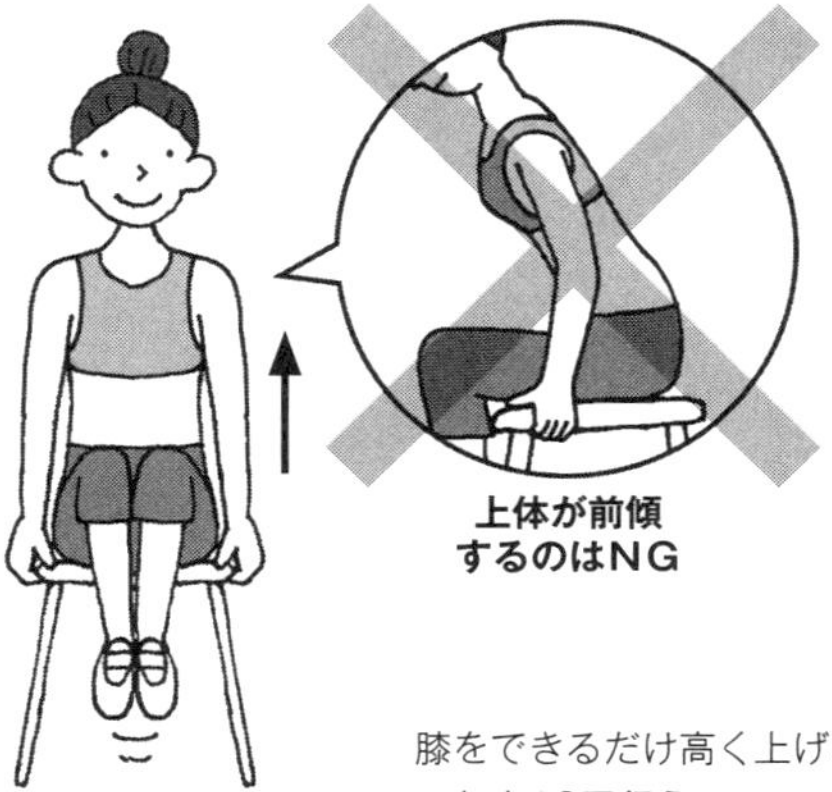

膝をできるだけ高く上げ、すぐに戻す。
これを10回行う

背腰部の筋トレ

①

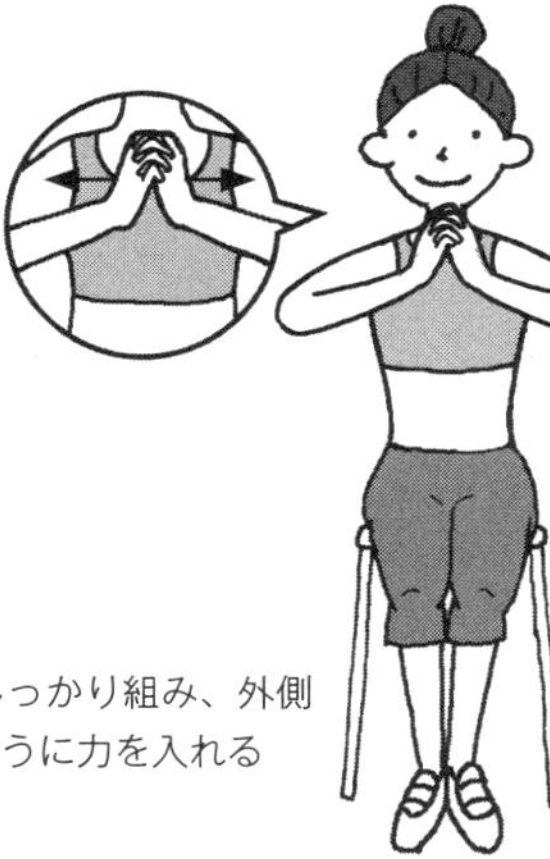

胸の前で両手をしっかり組み、外側に引っ張り合うように力を入れる

②

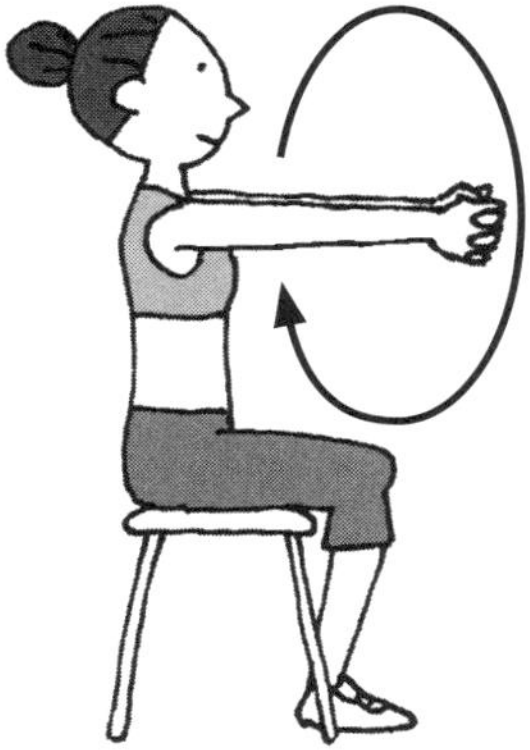

胸の前でできる限り大きな円を描くようにして、腕を前から後ろに向かって10周する。次に後ろから前に向かって逆回しに10周する

■立ち上がりスクワット

①

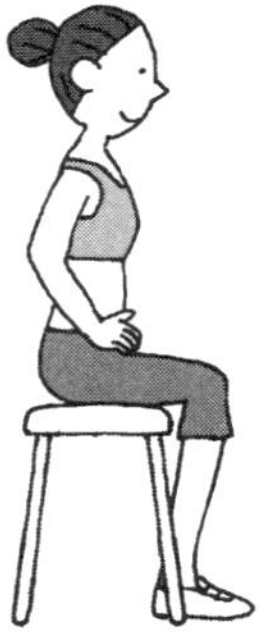

初心者向きのスクワット。椅子に深く座り、両手は太腿《ふともも》のつけ根に置く

②

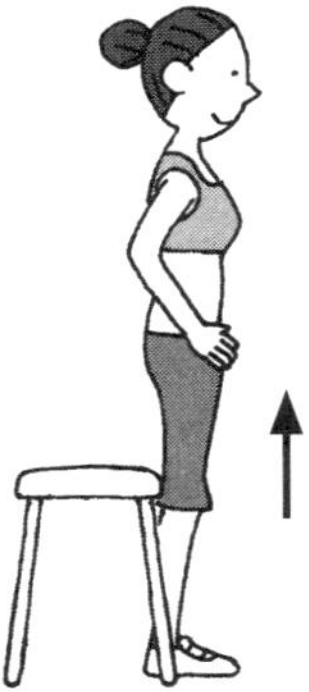

そのまま力を入れてぐっと立ち上がる。10回を2セット行う

■ジャンピングスクワット

①

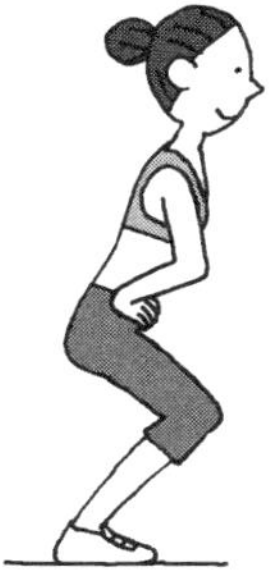

立ち上がりスクワットよりも高い効果がある。足は骨盤幅に広げて立ち、腰に手を当て膝を曲げて腰を落とす

②

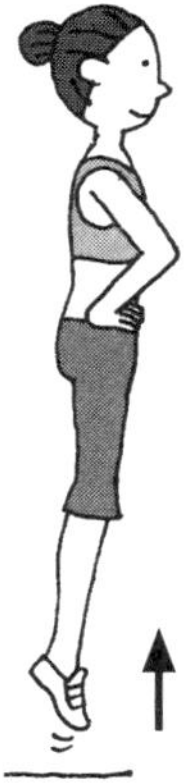

その状態から軽く跳び上がり、着地する。これを10回行う

頭痛ゾーン別レシピ

いよいよ、ここからは頭痛が発生するゾーンに適したレシピを紹介していきます。

基本メソッドをもとにして、「頭頂部ゾーン」「側頭部ゾーン」「額や顔面ゾーン」「後頭部ゾーン」の4つのゾーン別にまとめました。これまでにご紹介した「頭痛体操法」「頭痛マッサージ法」「頭痛ストレッチ法」「頭痛予防筋トレ法」の中から、それぞれのゾーンに効果的な運動だけをまとめてあります。あなたの頭痛に確実に効きますので、頭痛が発生しにくい身体づくりのためにそれぞれのゾーンに対応したレシピを見るようにしてください。ちなみにレシピには調理法というほかに、秘訣《ひけつ》や秘伝という意味もあります。

本書で公開した私の「ゾーン別レシピ」を、ぜひ、あなたのオリジナル「頭痛レシピ」として、頭痛の解消と予防に役立ててください。

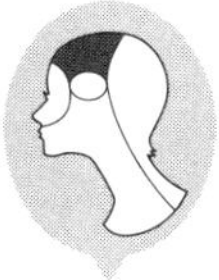

頭頂部の痛みを狙い撃ちレシピ

頭頂部ゾーンに頭痛が起こる人は、姿勢に問題のある人が多いようです。このゾーンに痛みがある人は、正しい姿勢を保つ意識を忘れないでください（姿勢については163ページ参照）。

9軸回旋法：②⑤⑧軸（68～69ページ）

■②軸の回旋法

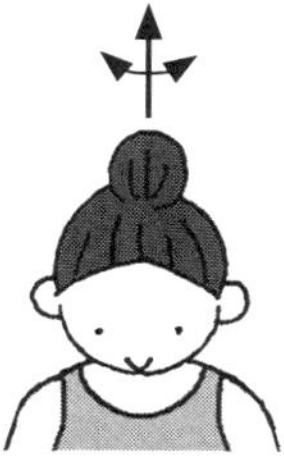

首を前に倒して頭は中央に置き、右を向いてから左を向く。首は回るところまで、しっかり意識して回すこと。これを2回繰り返す。⑤⑧軸も同様に行う

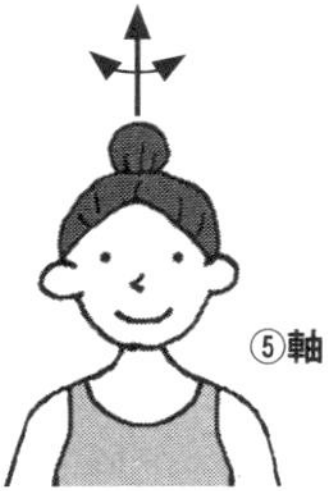
⑤軸

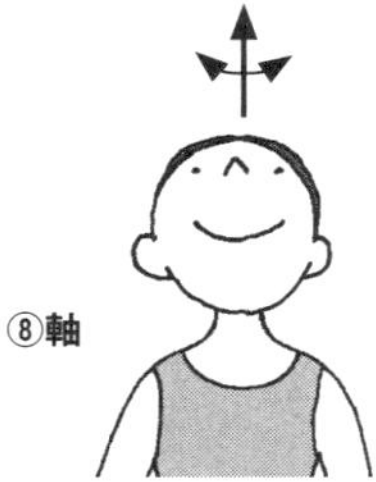
⑧軸

椅子を使った背中のストレッチ（83〜84ページ）

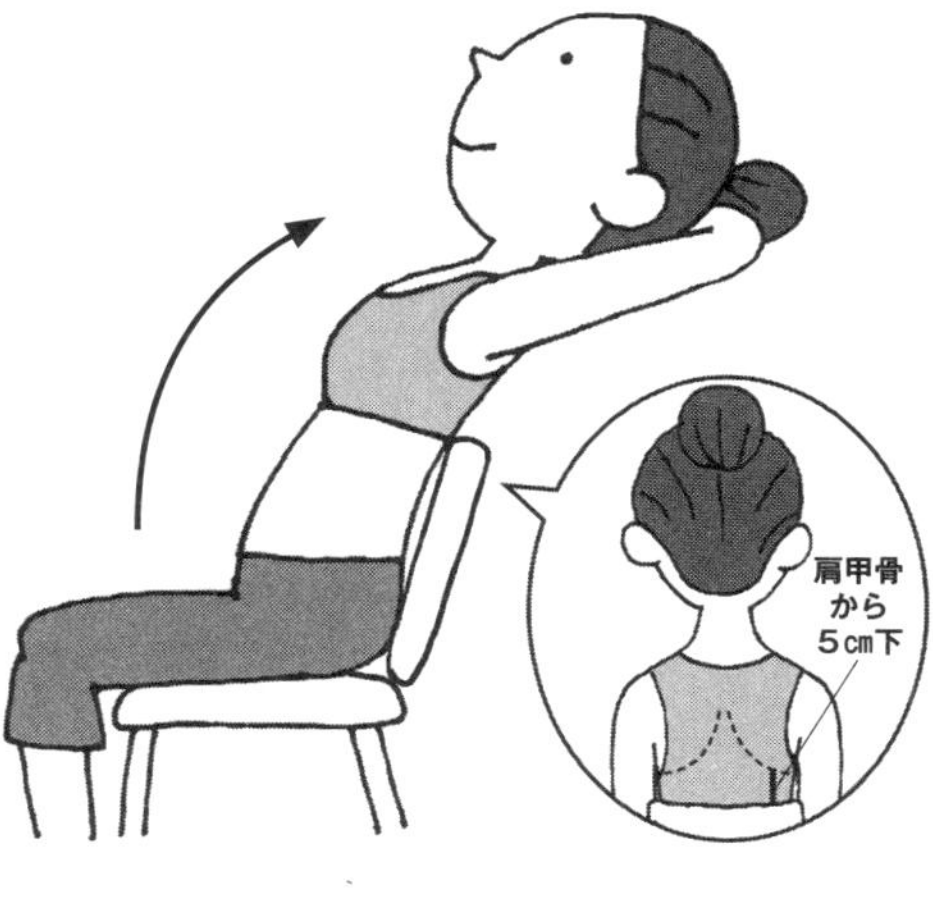

椅子の背の上端の部分に、肩甲骨から5㎝くらい下の部分が当たるように座り、両手は頭の後ろに組む。顎は引いた状態で、そのまま体を後ろに倒していく。大胸筋と腹筋群、脊柱起立筋群が刺激されていることを意識しながら20秒静止し、元に戻す。これを3回行う

椅子を使った首肩部のストレッチ（86～87ページ）

■首の横側をのばす

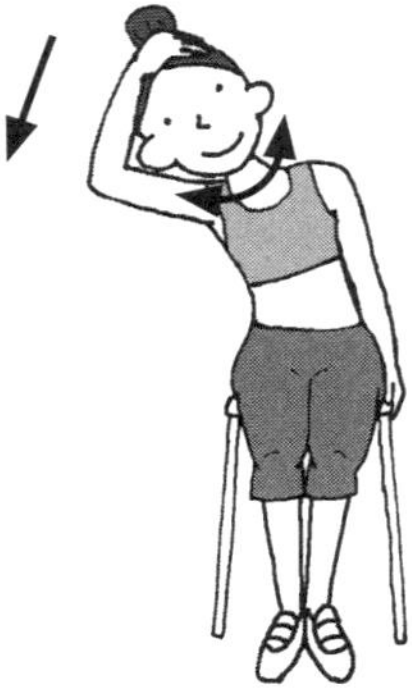

左手で椅子の左横側をつかみ、右手を左側頭部に当てて軽く引っ張る。さらに重心を右側に傾ける。これで僧帽筋と肩甲挙筋、斜角筋までしっかりのばすことができる。この状態で、首を左右に2回ずつ振る。右側も同様に行う

■首の後ろ側をのばす

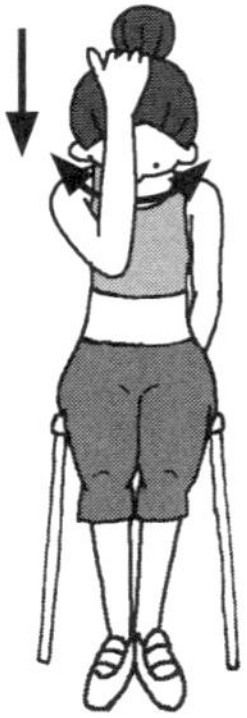

左手で椅子の後ろ側をつかみ、右手は後頭部に当てる。そのまま右手で下に押すようにして首と重心を前に傾ける。これで頭・頸板状筋と脊柱起立筋群までしっかりのばすことができる。この状態で、首を左右に2回ずつ振る。左側も同様に行う

■首の後ろ側

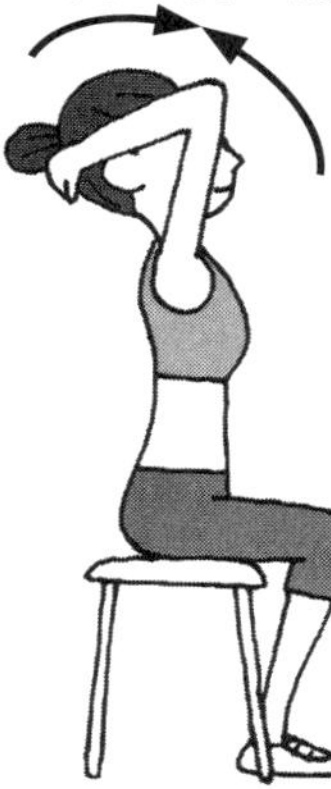

両手は後頭部で組み、頭を少し下げる。両手で抵抗を加えながら、頭を起こす。これを3回行う

■首の前側

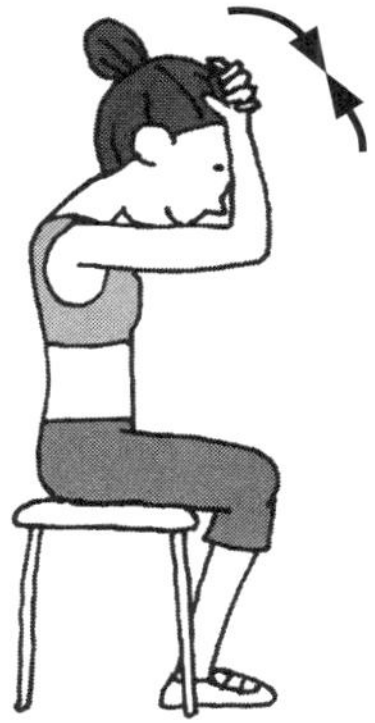

首肩部の筋トレ（90〜92ページ）

両手を額に当てて、上を向く。そのまま手と頭で押し合いながら下を向く。次に、手の力を抜いて頭を元に戻す。これを3回行う

■首の横側

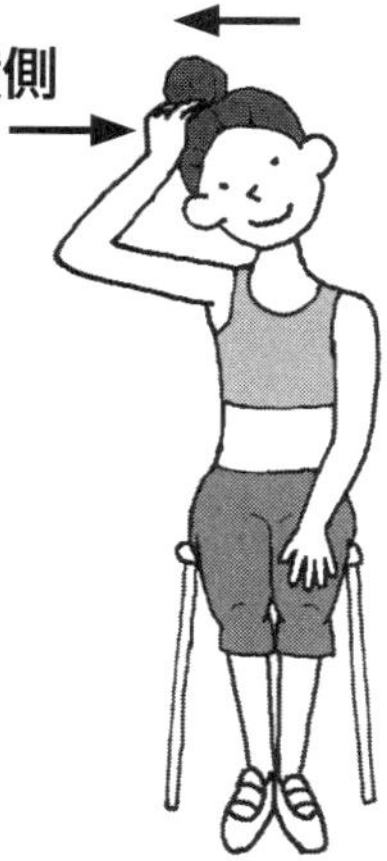

右手は右側頭部に当てて、首を少し左に倒す。手と頭で押し合いながら、首を右に倒す。次に、手の力を抜いて首を左に戻す。これを3回行う。左側も同様に行う

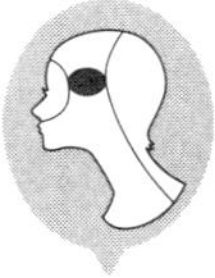

側頭部の痛みに即効レシピ

側頭部ゾーンに頭痛が起こる人は、後頭部ゾーンに起こる人に続いて2番目に多く、生活習慣に問題がある人が多いようです。第5章などを参考にして生活習慣を改善することも、頭痛解消には重要です。

9軸回旋法：①③④⑥⑦⑨軸（68～69ページ）

■①軸の回旋法

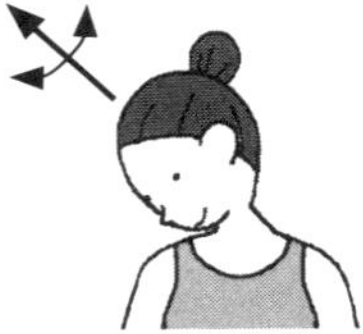

首を前に倒して頭は右に傾け、右を向いてから左を向く。首は回るところまで、しっかり意識して回すこと。これを2回繰り返す。③④⑥⑦⑨軸も同様に行う

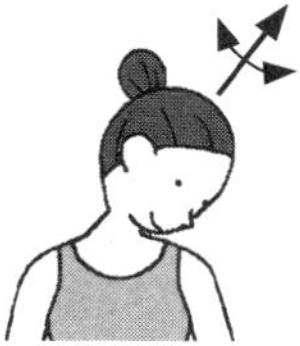
③軸

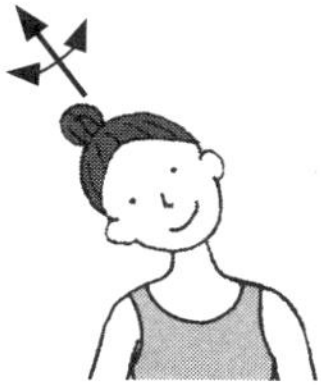
④軸

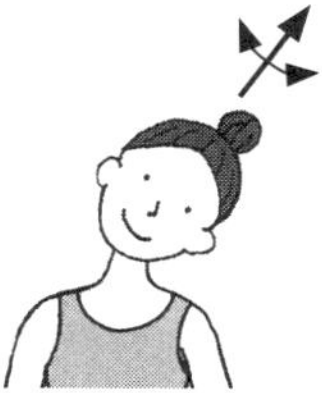
⑥軸

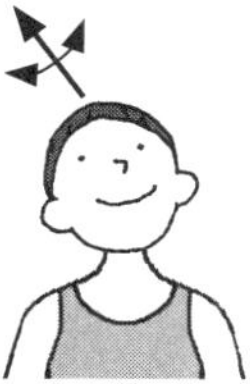
⑦軸

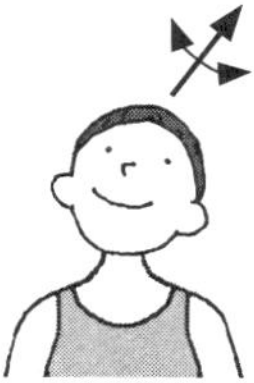
⑨軸

腕肩回し（70〜71ページ）

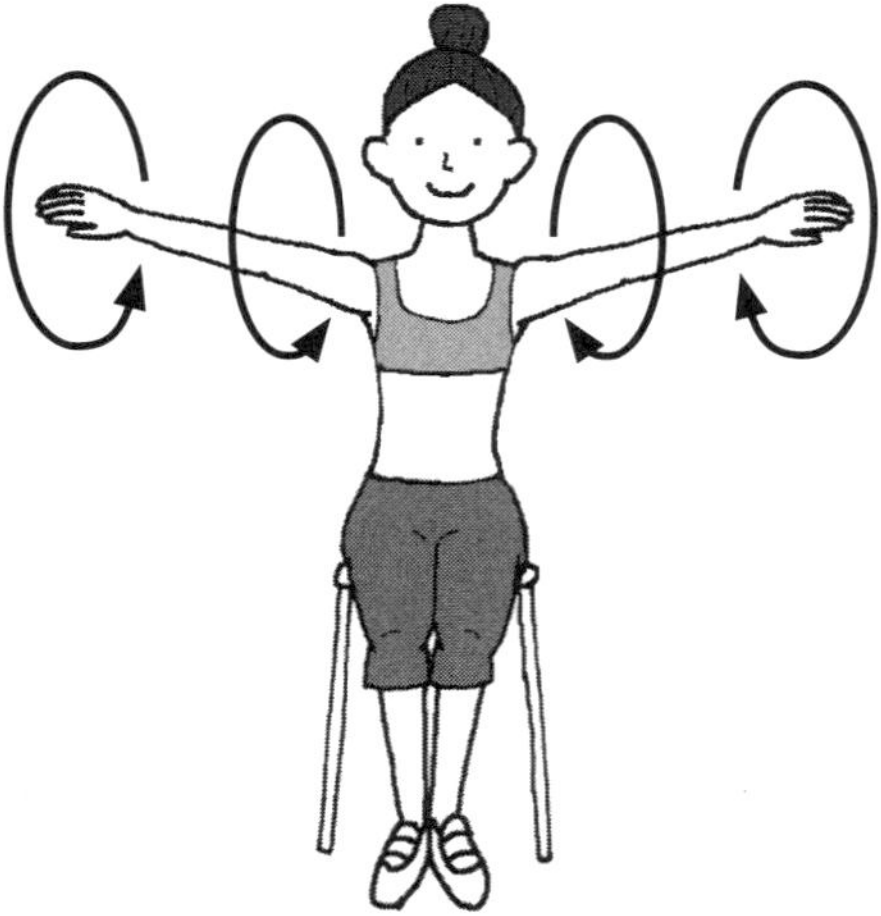

正面を向いて、両手を横に広げる。指先が30㎝の円を描くくらいに前に向かって大きく10周する。肩からしっかり動かすこと。同様に後ろ回しも10周する。このとき、指先はピンとのばす

体動マッサージ（78～79ページ）

■肩をゆるめる

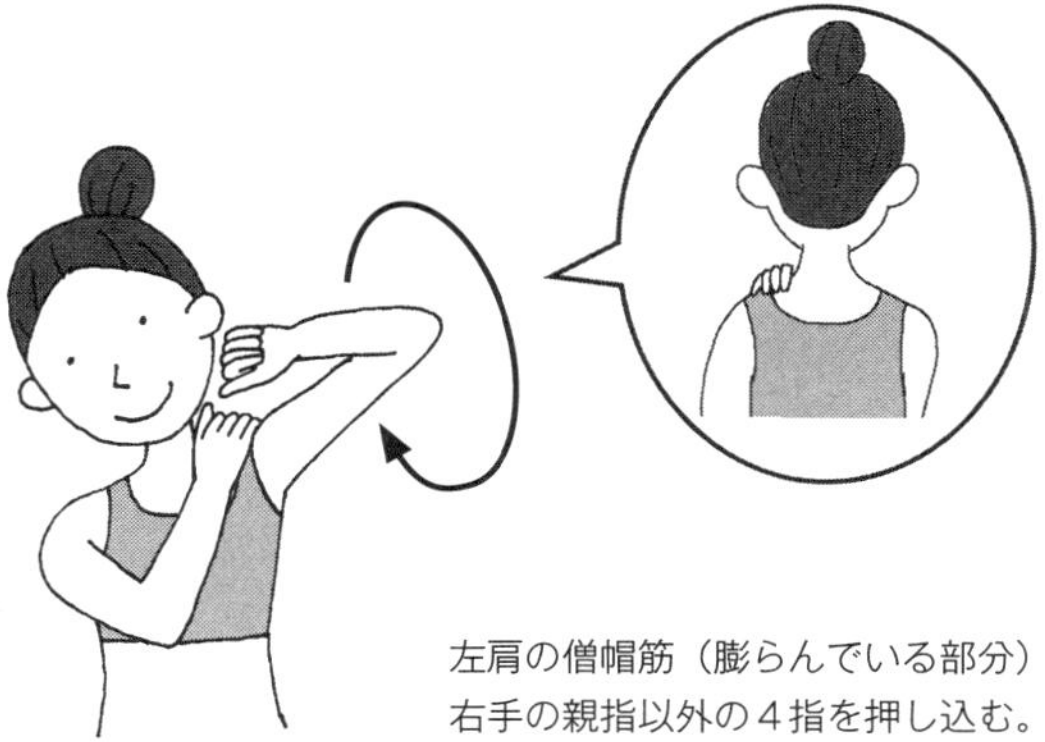

左肩の僧帽筋（膨らんでいる部分）に、右手の親指以外の4指を押し込む。左肘を曲げて、50㎝くらいの円を描くように大きく前回しに5周したら、次に後ろ回しにも5周する。右側も同様に行う

顎のマッサージ（80ページ）

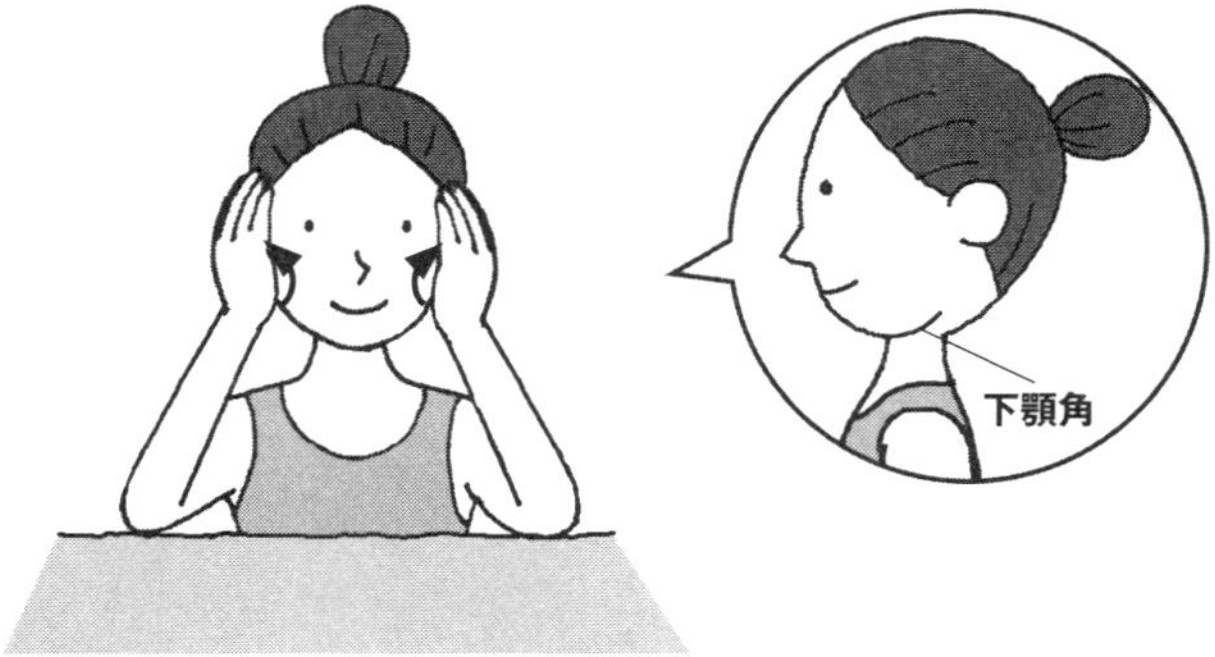

テーブルの上に両手の肘をつき、手根部で下顎角（えらの部分）をしっかりはさむ。両手を頬骨に向かって動かし、また下顎角の位置に戻す。円を描きながら30秒ほどで５周する

側頭部のマッサージ（81ページ）

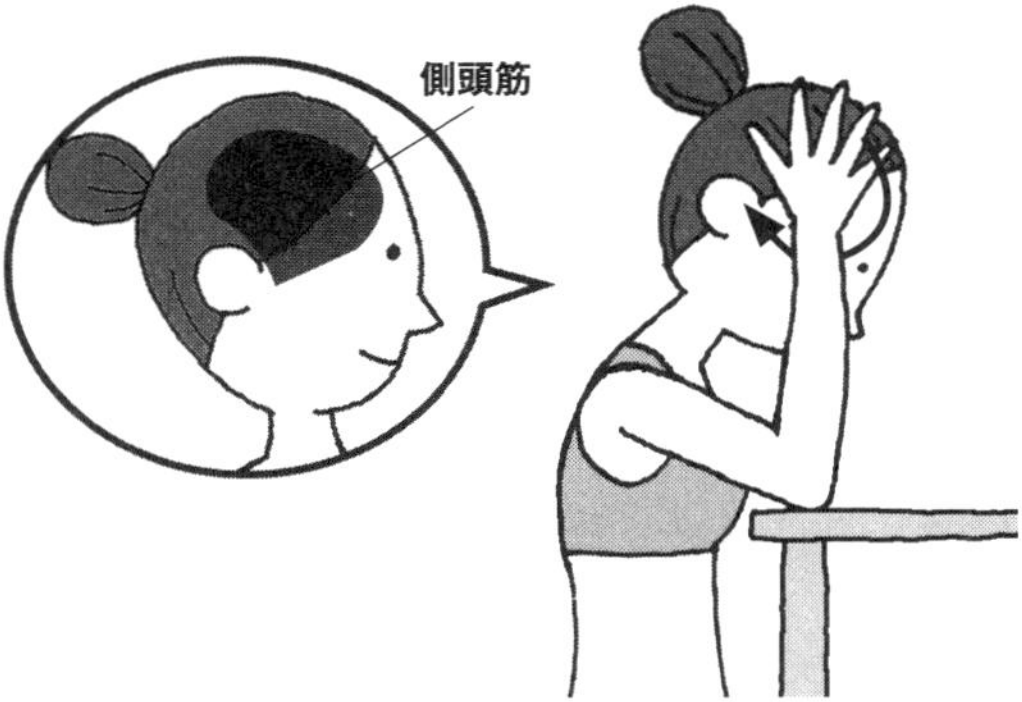

テーブルの上に両手の肘をつき、手根部で側頭筋（こめかみ周辺）をしっかりはさむ。両手で前に向かって円を描きながら、側頭部全体を30秒ほどで5周する。側頭筋は面積が広いので、後ろのほうや頭頂部のほうまで行うと、さらに効果がある

椅子を使った首肩部のストレッチ（86ページ）

■首の横側をのばす

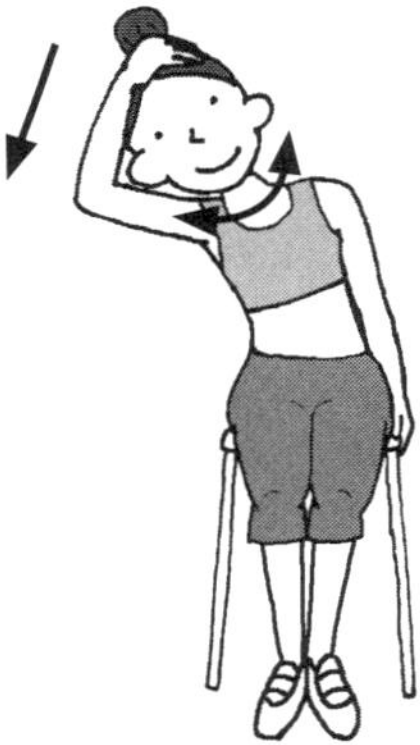

左手で椅子の左横側をつかみ、右手を左側頭部に当てて軽く引っ張る。さらに重心を右側に傾ける。これで僧帽筋と肩甲挙筋、斜角筋までしっかりのばすことができる。この状態で、首を左右に２回ずつ振る。右側も同様に行う

首肩部の筋トレ（90〜92ページ）

■首の前側

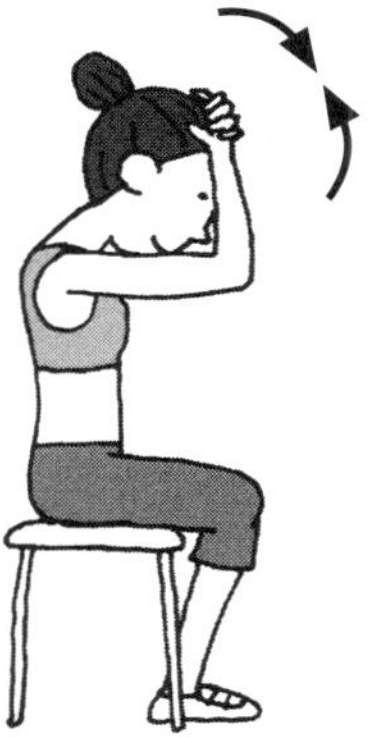

両手を額に当てて、上を向く。そのまま手と頭で押し合いながら下を向く。次に手の力を抜いて頭を元に戻す。これを３回行う

■首の横側

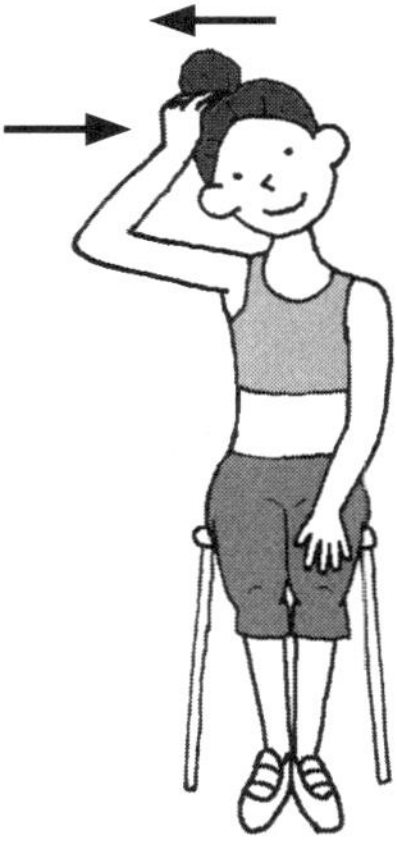

右手は右側頭部に当てて、首を少し左に倒す。手と頭で押し合いながら、首を右に倒す。次に、手の力を抜いて首を左に戻す。これを３回行う。左側も同様に行う

■首の後ろ側

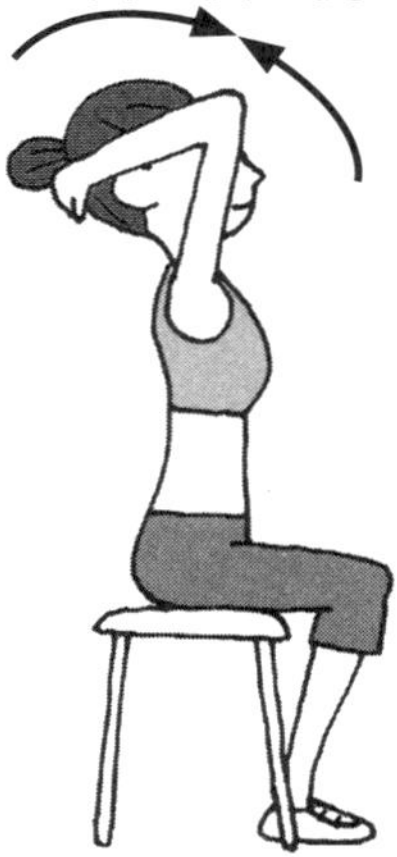

両手は後頭部で組み、頭を少し下げる。両手で抵抗を加えながら、頭を起こす。これを３回行う

下肢部の筋トレ（96〜97ページ）

■立ち上がりスクワット

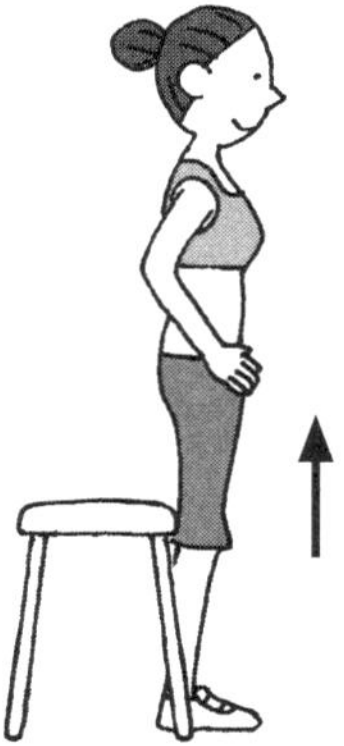

初心者向きのスクワット。椅子に深く座り、両手は太腿のつけ根に置く。そのまま力を入れてぐっと立ち上がる。10回を2セット行う

■ジャンピングスクワット

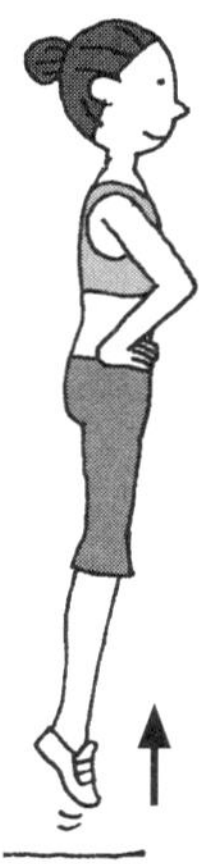

立ち上がりスクワットよりも高い効果がある。足は骨盤幅に広げて立ち、腰に手を当て膝を曲げて腰を落とす。その状態から軽く跳び上がり、着地する。これを10回行う

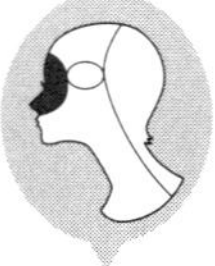

額や顔面の痛みに効くレシピ

額や顔面ゾーンに頭痛が起こる人は、歯や噛《か》み合わせに問題があるケースが多いようです。虫歯があれば、まず治療しましょう。さらに、顎関節に問題のない人なら、口を縦に最大まで開けることを1日10回行うと効果的です。

9軸回旋法：①③⑦⑨軸（68～69ページ）

■③軸の回旋法

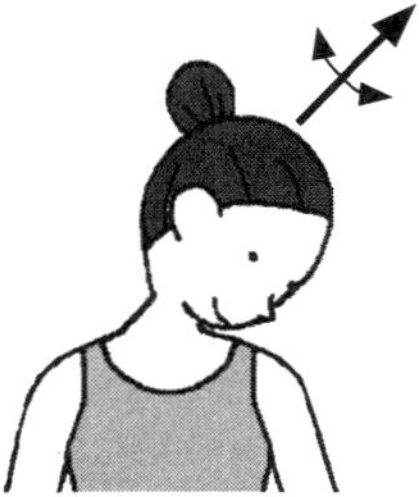

首を前に倒して頭は左に傾け、右を向いてから左を向く。首は回るところまで意識して回すこと。これを２回繰り返す。①⑦⑨軸も同様に行う

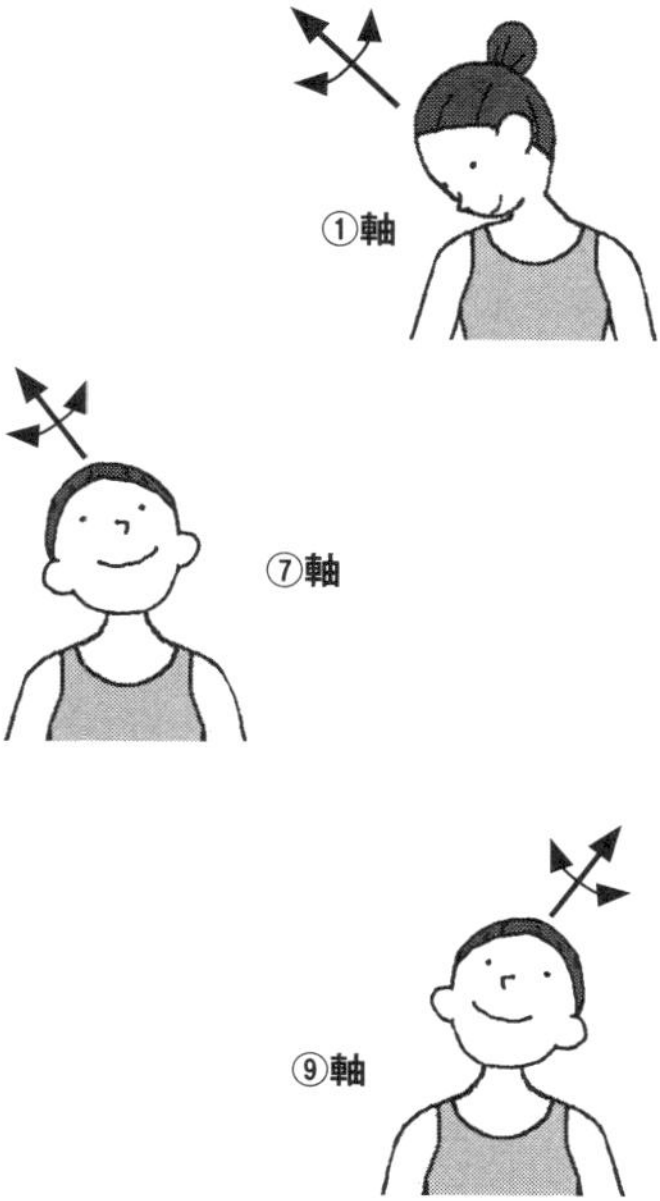
①軸
⑦軸
⑨軸

腕肩回し（70〜71ページ）

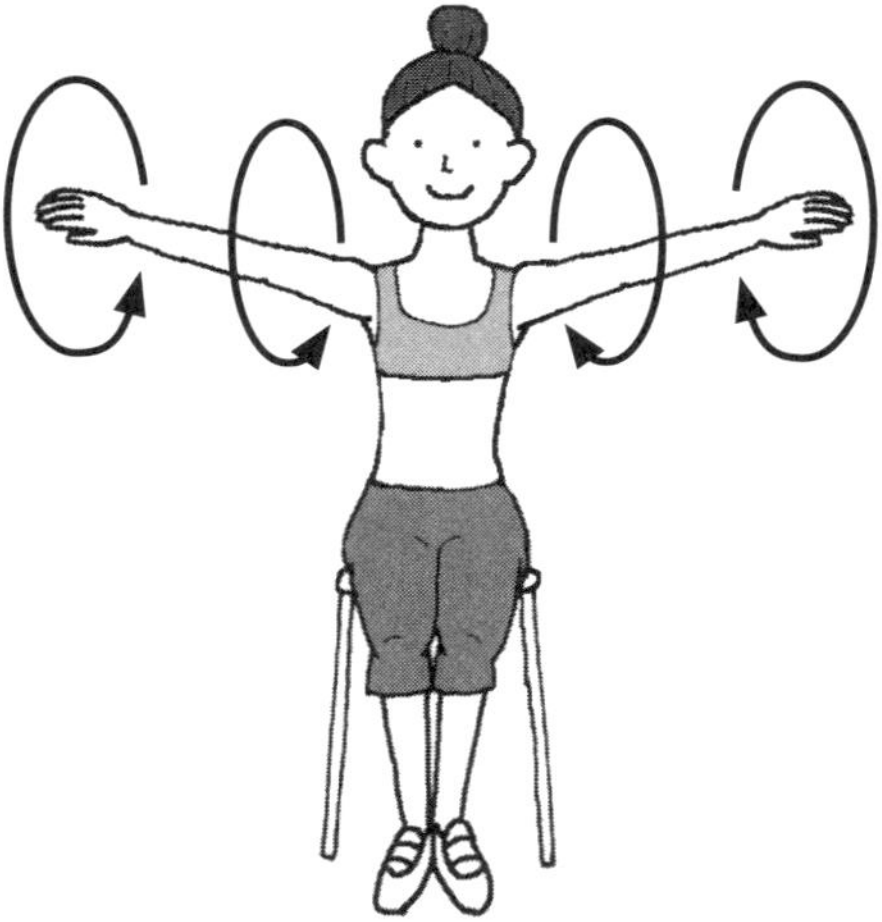

正面を向いて、両手を横に広げる。指先が30㎝の円を描くくらいに前に向かって大きく10周する。肩からしっかり動かすこと。同様に後ろ回しも10周する。このとき、指先はピンとのばす

顎のマッサージ（80ページ）

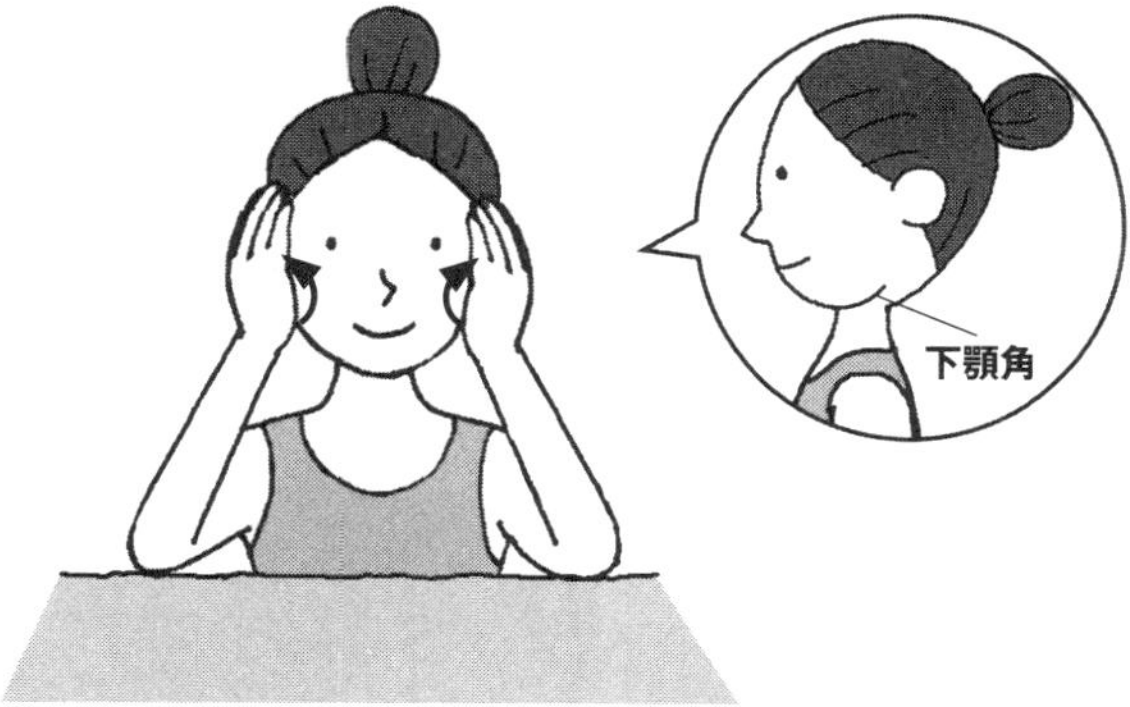

テーブルの上に両手の肘をつき、手根部で下顎角（えらの部分）をしっかりはさむ。両手を頬骨に向かって動かし、また下顎角の位置に戻す。円を描きながら30秒ほどで５周する

側頭部のマッサージ（81ページ）

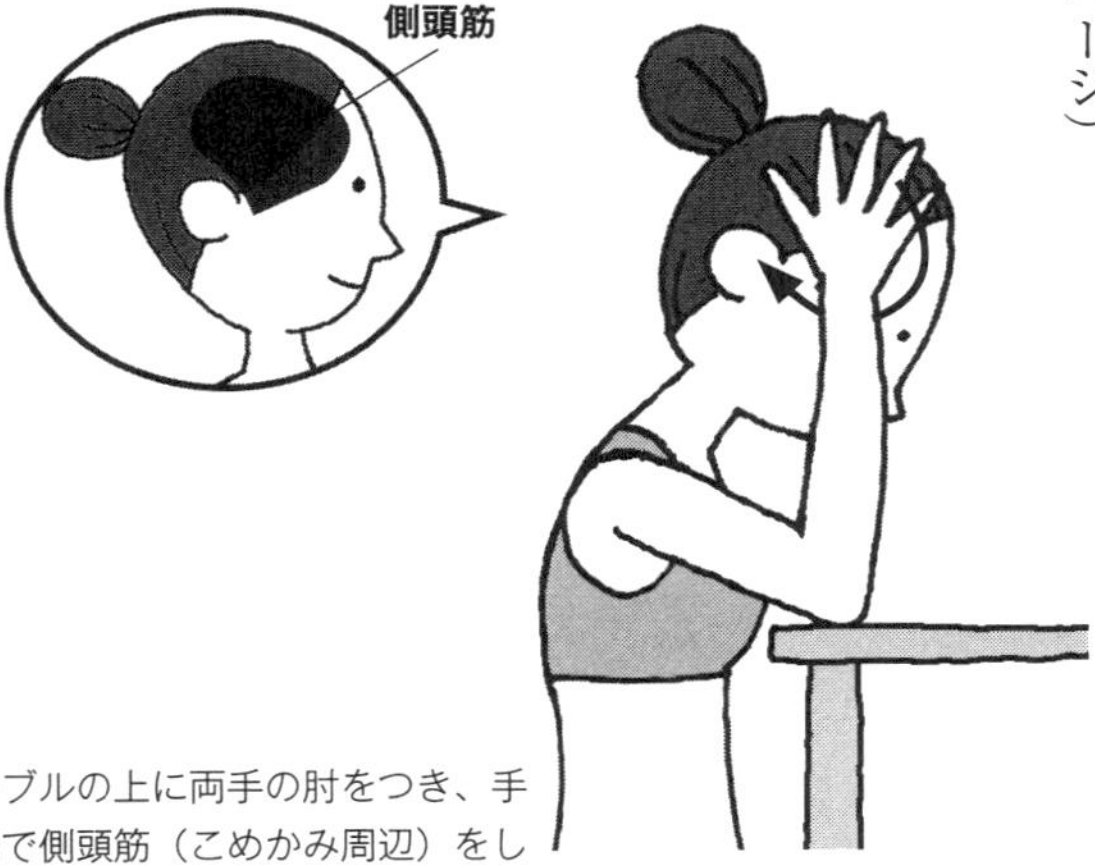

テーブルの上に両手の肘をつき、手根部で側頭筋（こめかみ周辺）をしっかりはさむ。両手で前に向かって円を描きながら、側頭部全体を30秒ほどで5周する。側頭筋は面積が広いので、後ろのほうや頭頂部のほうまで行うと、さらに効果がある

椅子を使った背中のストレッチ（83〜84ページ）

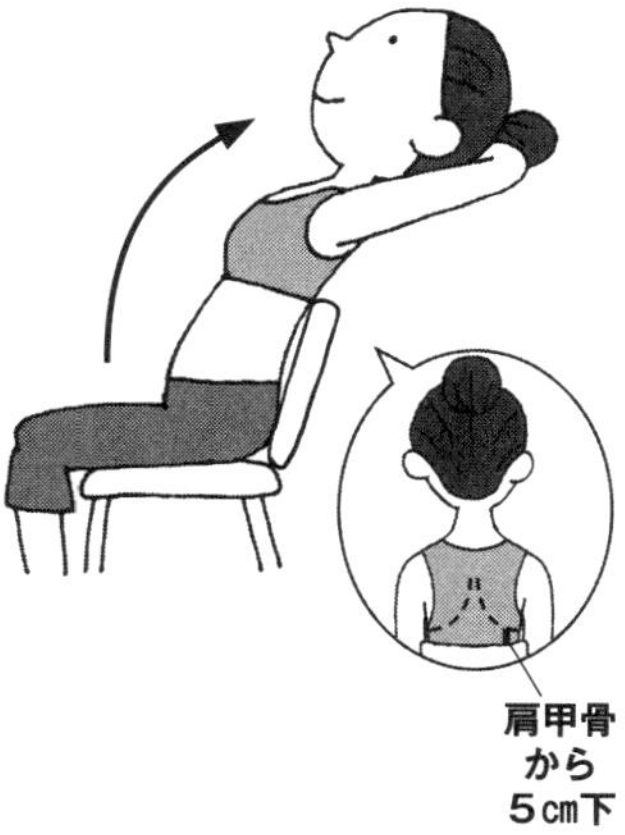

椅子の背の上端の部分に、肩甲骨から5㎝くらい下の部分が当たるように座り、両手は頭の後ろに組む。顎は引いた状態で、そのまま体を後ろに倒していく。大胸筋と腹筋群、脊柱起立筋群が刺激されていることを意識しながら20秒静止し、元に戻す。これを3回行う

胸部の筋トレ（93ページ）

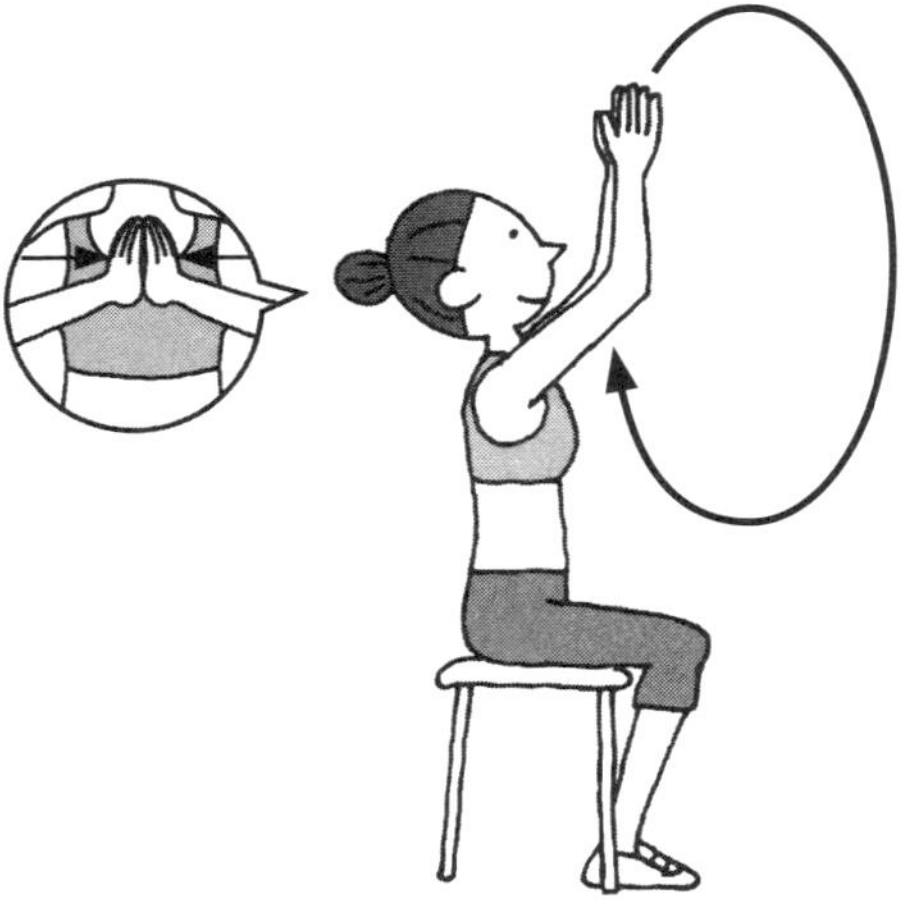

胸の前で両手のひらをしっかり合わせ、内側に押し合うように力を加える。胸の前でできる限り大きな円を描くように、腕を前から後ろに向かって10周する。次に後ろから前に向かって逆回しで10周する

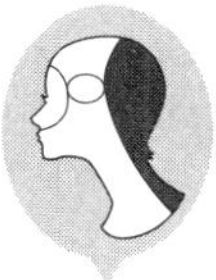

後頭部の痛みに効果抜群レシピ

後頭部ゾーンに頭痛が起きる人は、４つのゾーンの中で一番多いようです。そのため、レシピも少し多めです。このゾーンの人はストレスに弱い傾向があります。

９軸回旋法：すべて（68〜69ページ）

■⑧軸の回旋法

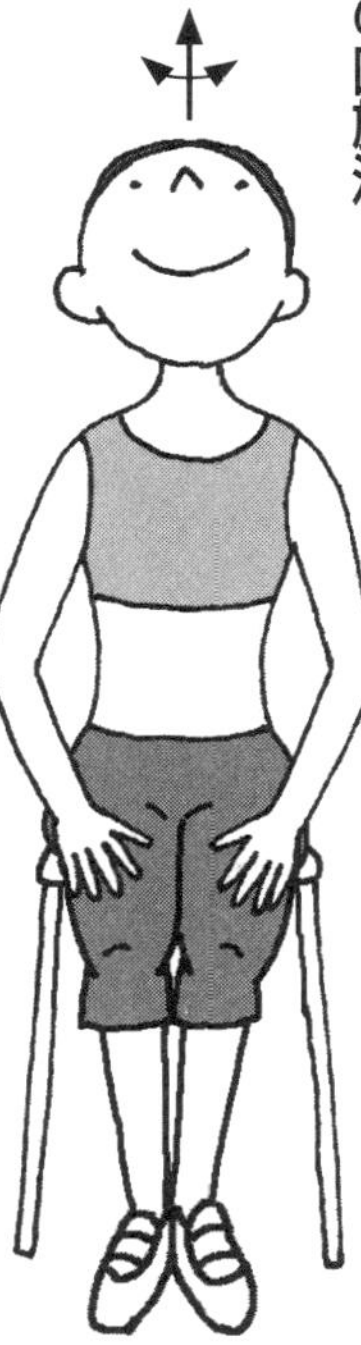

首を上に向けて頭は中央に置き、右を向いてから左を向く。首は回るところまで、しっかり意識して回すこと。これを２回繰り返す。同様にして①②③④⑤⑥⑦⑨のすべての軸で行う

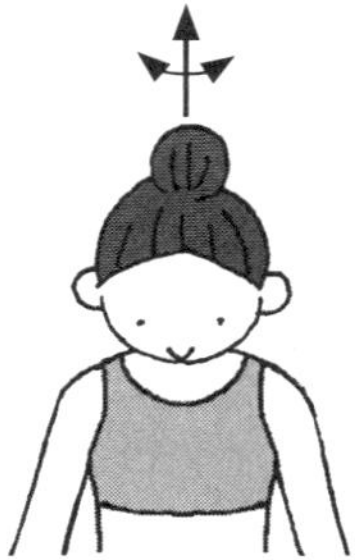

②軸

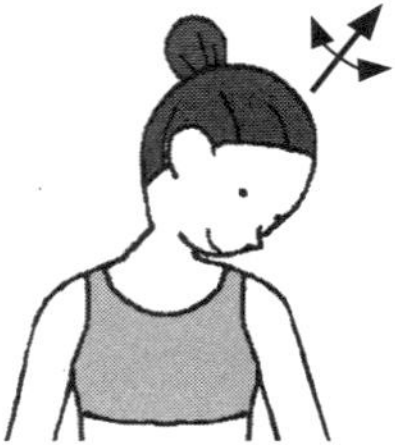

③軸

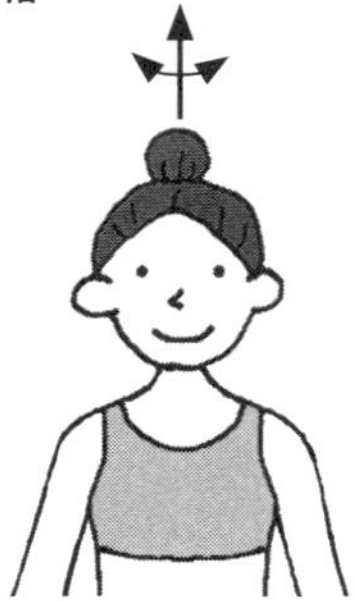

⑤軸

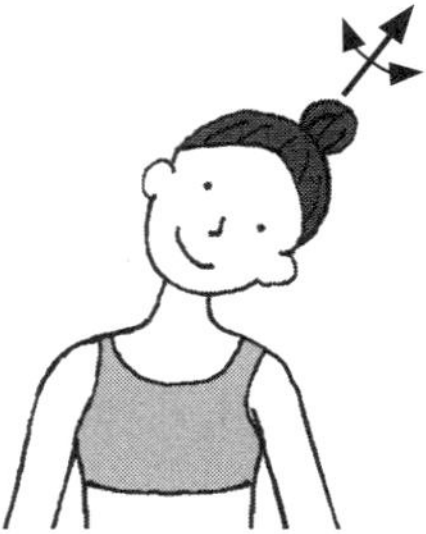

⑥軸

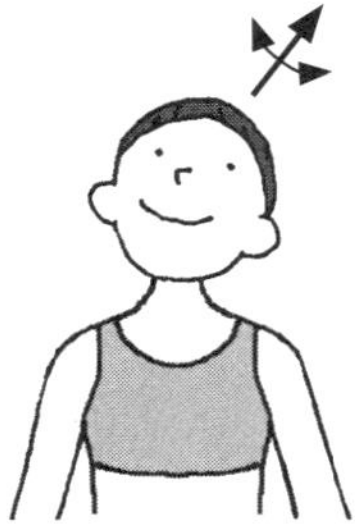

⑨軸

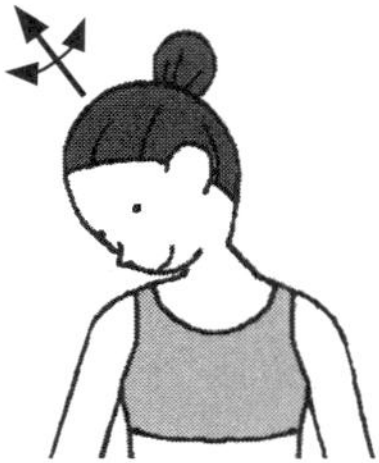
①軸

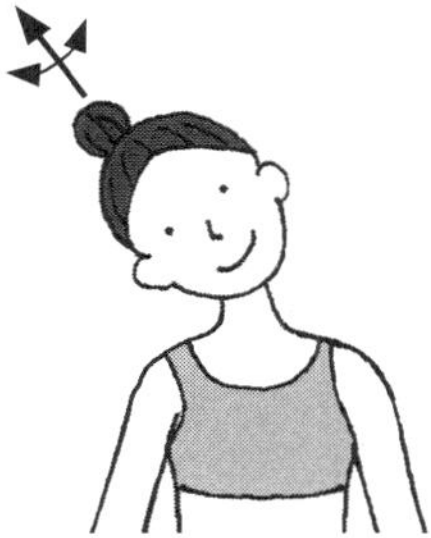
④軸

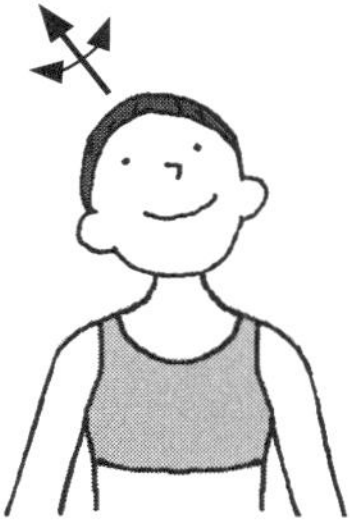
⑦軸

腕肩回し（70～71ページ）

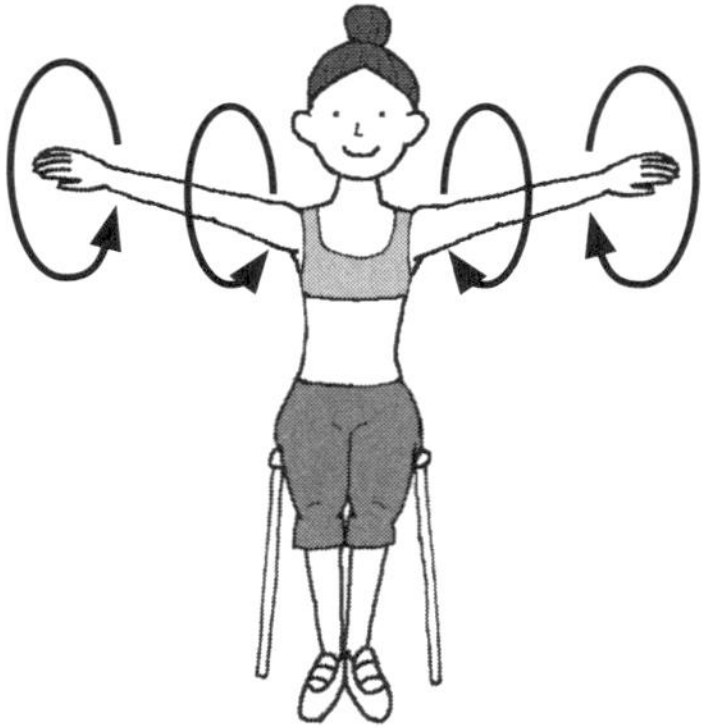

正面を向いて、両手を横に広げる。指先が30㎝の円を描くくらいに前に向かって大きく10周する。肩からしっかり動かすこと。同様に後ろ回しも10周する。このとき、指先はピンとのばす

腰回し（74〜75ページ）

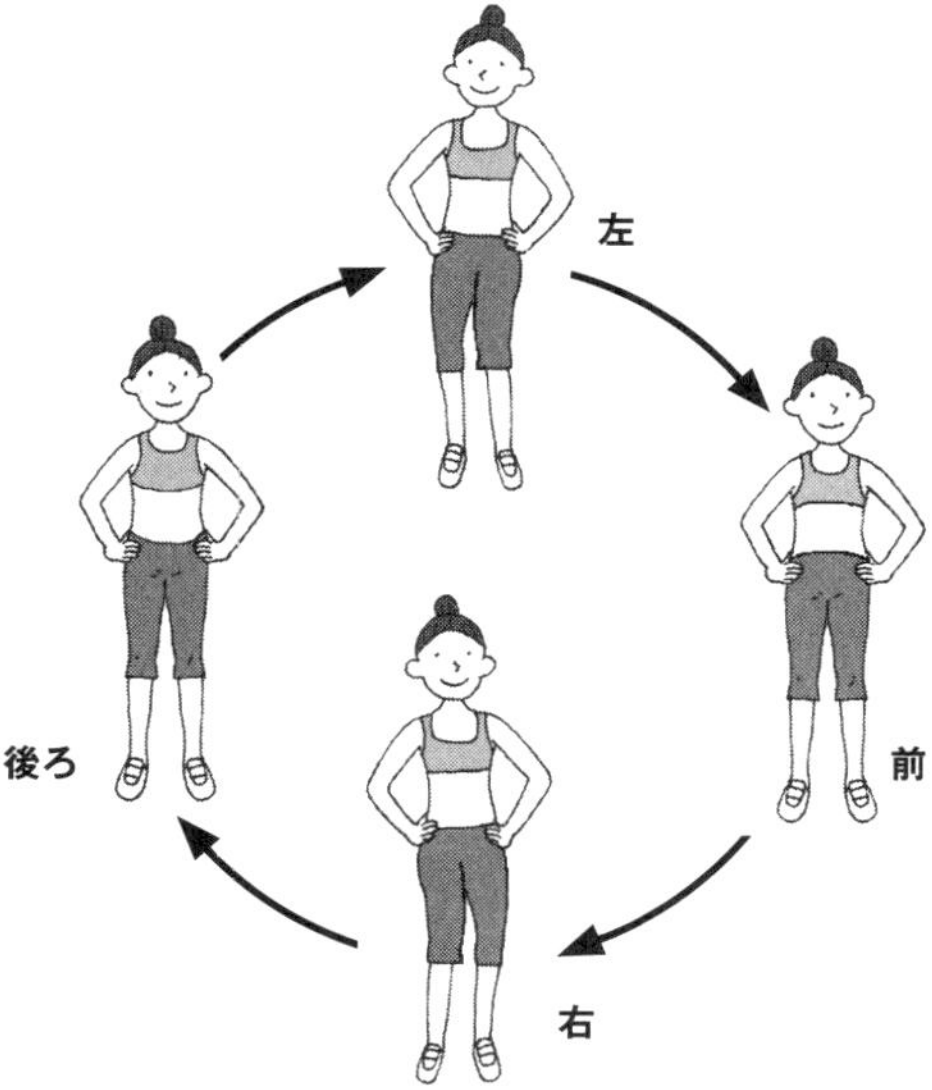

まず右の骨盤を引き上げる。次にお尻を後ろに突き出すようにし、その次に、左の骨盤を引き上げる。最後に腰を前に突き出す。この動きをスムーズにつなげて腰を回す。右回しに20周したら、同様に左回しも20周する

■首をゆるめる

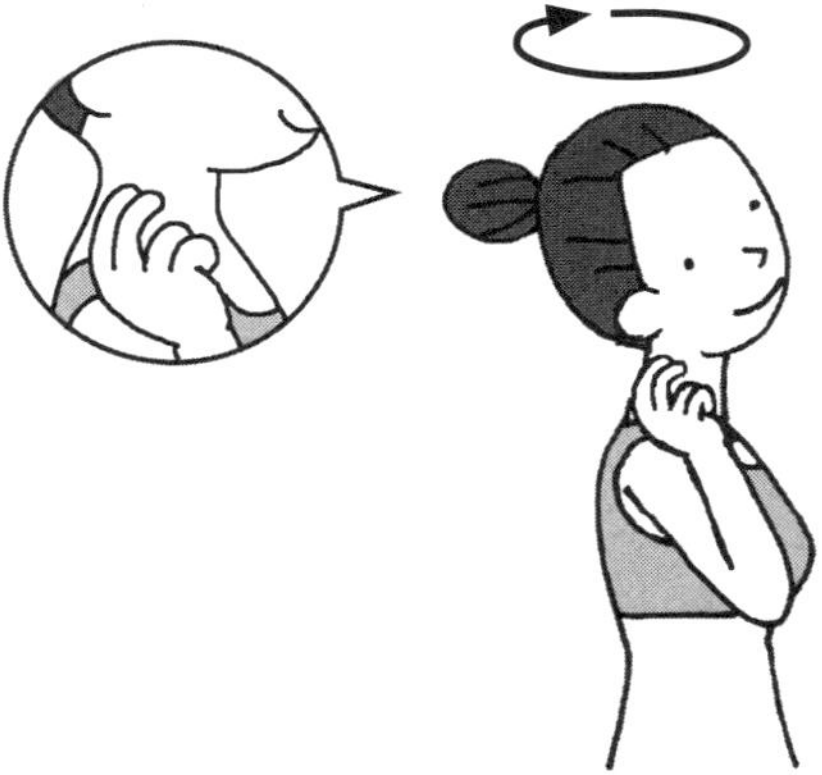

首の右側のこっている部分に人差し指と中指をしっかり押し込む。首を大きく右回りに2周する。左側も手を替えて同様に行う

■肩をゆるめる

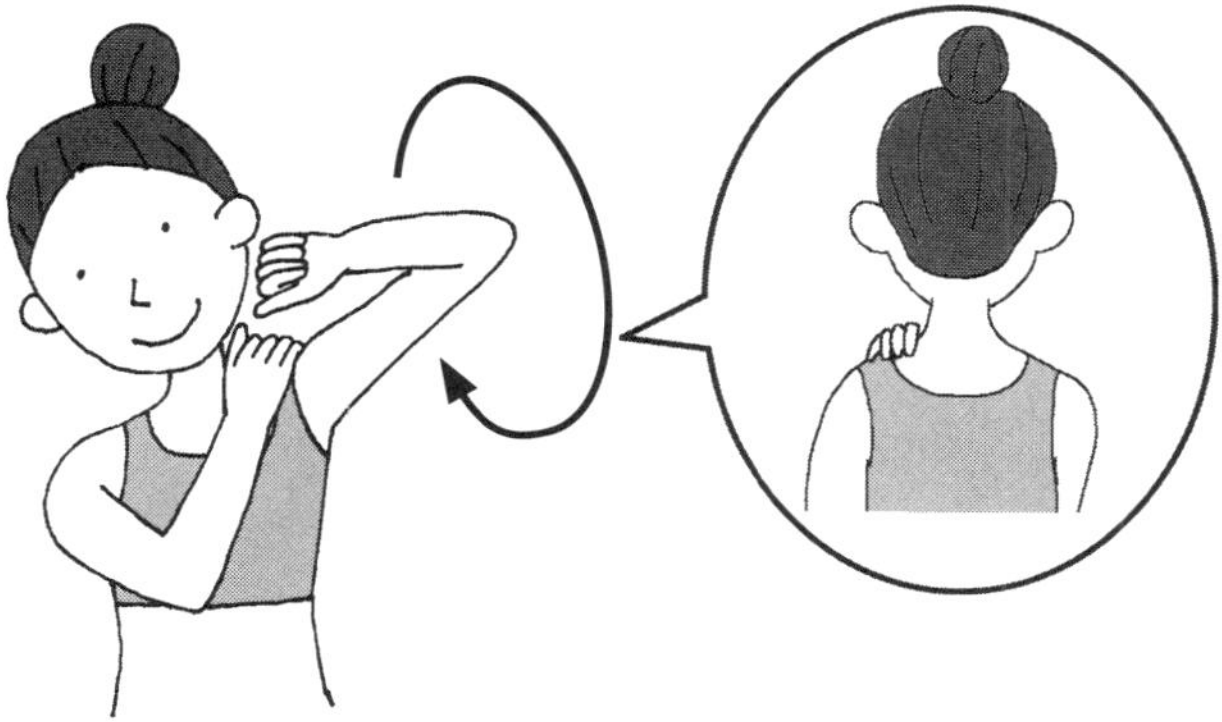

左肩の僧帽筋（膨らんでいる部分）に、右手の親指以外の4指を押し込む。左肘を曲げて、50㎝くらいの円を描くように大きく前回しに5周したら、次に後ろ回しにも5周する。右側も同様に行う

椅子を使った背中のストレッチ（83～84ページ）

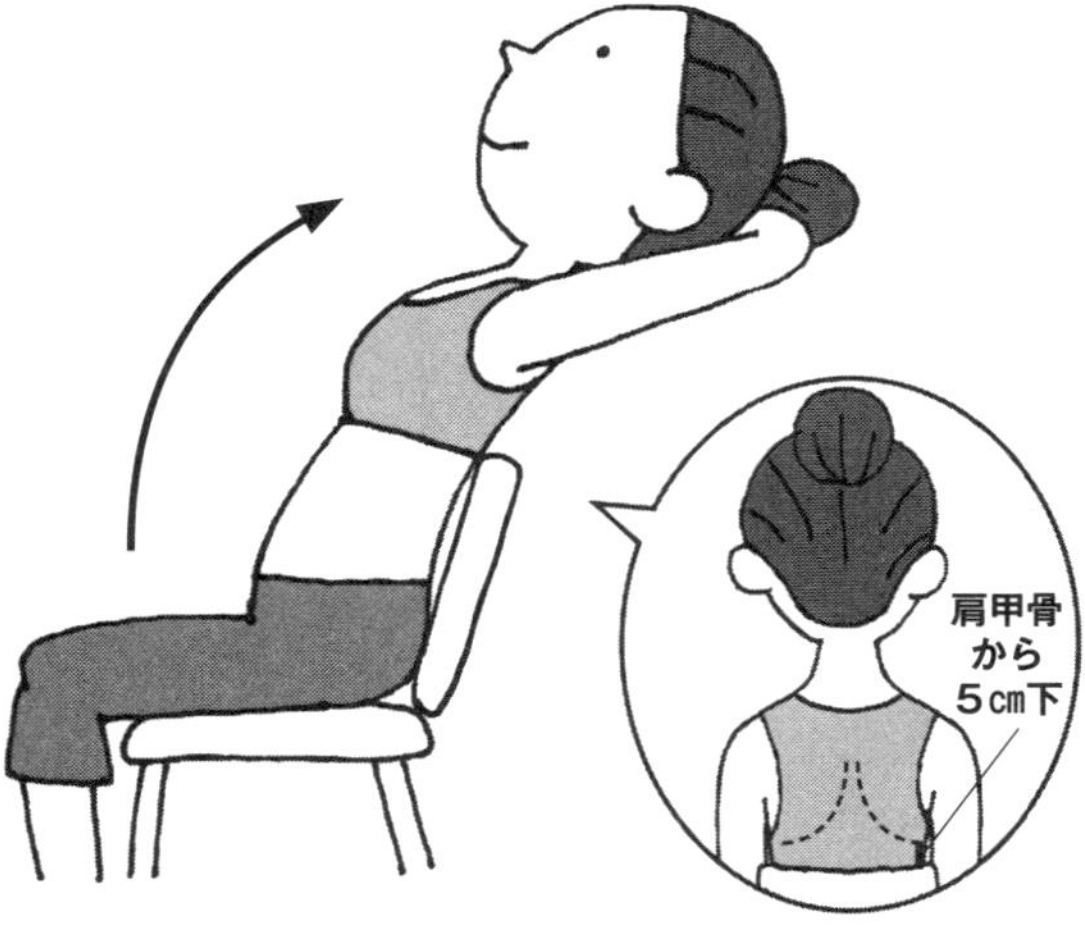

椅子の背の上端の部分に、肩甲骨から５㎝くらい下の部分が当たるように座り、両手は頭の後ろに組む。顎は引いた状態で、そのまま体を後ろに倒していく。大胸筋と腹筋群、脊柱起立筋群が刺激されていることを意識しながら20秒静止し、元に戻す。これを３回行う

椅子を使った首肩部のストレッチ（86〜87ページ）

■首の横側をのばす

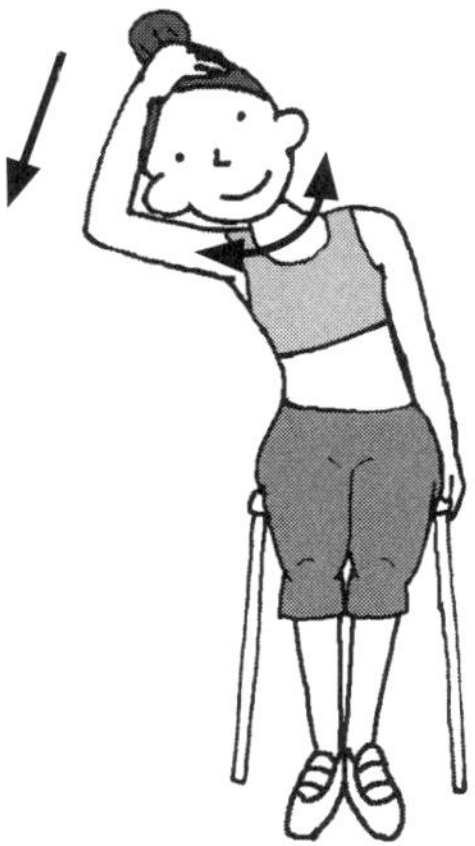

左手で椅子の左横側をつかみ、右手を左側頭部に当てて軽く引っ張る。さらに重心を右側に傾ける。これで僧帽筋と肩甲挙筋、斜角筋までしっかりのばすことができる。この状態で、首を左右に2回ずつ振る。右側も同様に行う

■首の後ろ側をのばす

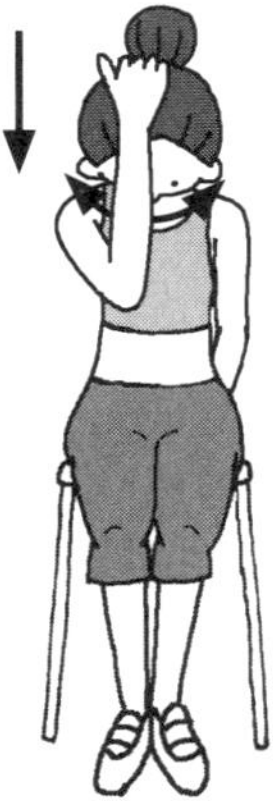

左手で椅子の後ろ側をつかみ、右手は後頭部に当てる。そのまま右手で下に押すようにして首と重心を前に傾ける。これで頭・頸板状筋と脊柱起立筋群までしっかりのばすことができる。この状態で、首を２回ずつ振る。左側も同様に行う

首肩部の筋トレ（90〜92ページ）

■首の前側

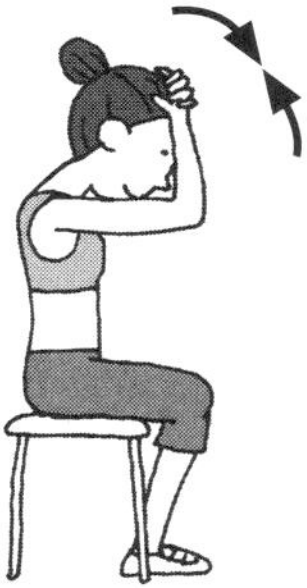

両手を額に当てて、上を向く。そのまま手と頭で押し合いながら下を向く。次に、手の力を抜いて頭を元に戻す。これを3回行う

■首の横側

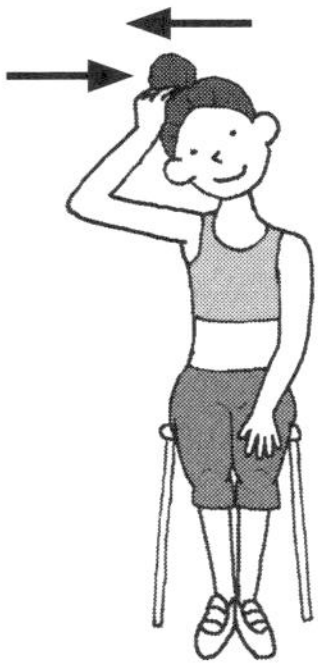

右手は右側頭部に当てて、首を少し左に倒す。手と頭で押し合いながら、首を右に倒す。次に、手の力を抜いて首を左に戻す。これを3回行う。左側も同様に行う

■首の後ろ側

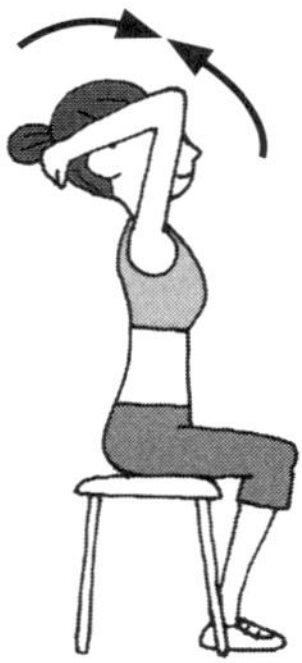

両手は後頭部で組み、頭を少し下げる。両手で抵抗を加えながら、頭を起こす。これを3回行う

腹部の筋トレ（94ページ）

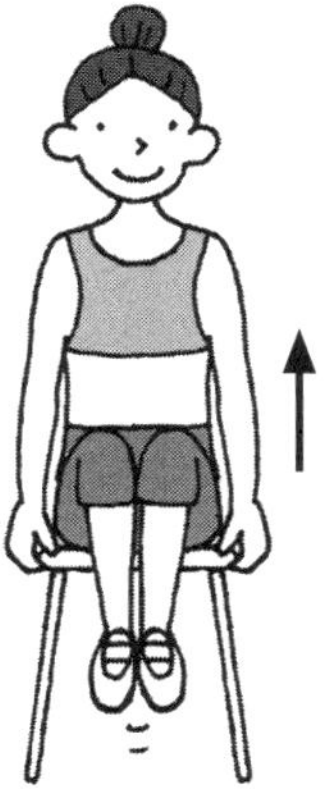

背すじはのばして体を少し後ろに傾ける。膝はつけて、手は椅子の横前側をつかむ。膝をできるだけ高く上げ、すぐに戻す。これを10回行う

背腰部の筋トレ（95ページ）

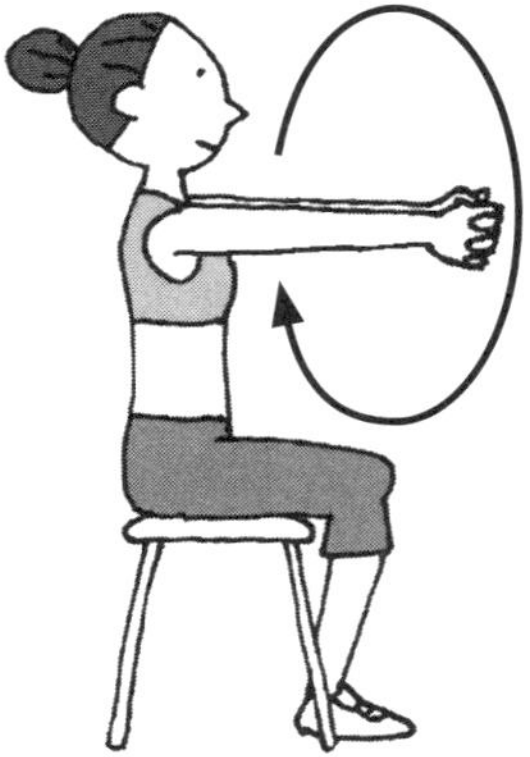

胸の前で両手をしっかり組み、外側に引っ張り合うように力を入れる。胸の前でできる限り大きな円を描くようにして、腕を前から後ろに向かって10周する。次に後ろから前に向かって逆回しに10周する

下肢部の筋トレ
（96〜97ページ）

■立ち上がりスクワット

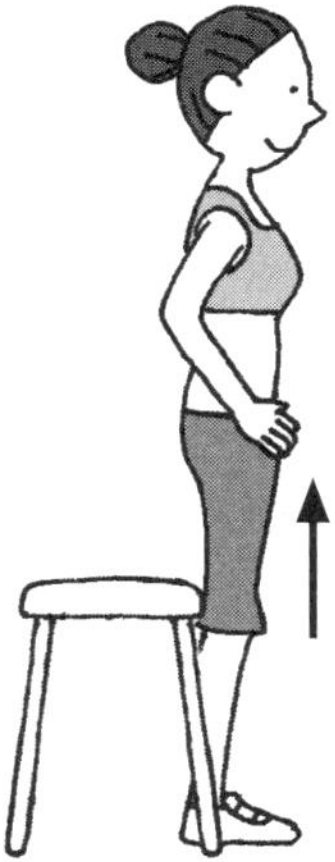

初心者向きのスクワット。椅子に深く座り、両手は太腿のつけ根に置く。そのまま力を入れてぐっと立ち上がる。10回を2セット行う

■ジャンピングスクワット

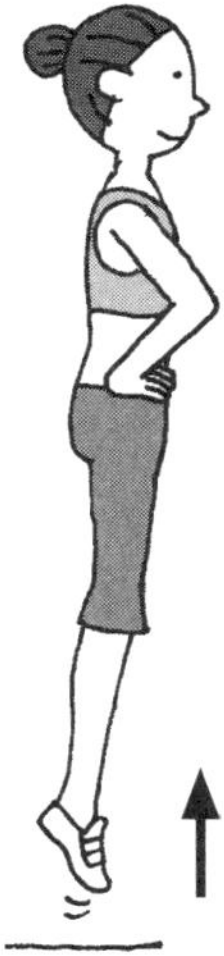

立ち上がりスクワットよりも高い効果がある。足は骨盤幅に広げて立ち、腰に手を当て膝を曲げて腰を落とす。その状態から軽く跳び上がり、着地する。これを10回行う

第４章

女性ならではの頭痛対処法

月経がなぜ頭痛を起こすのか

月経前と月経中は頭痛の多発スポット

当院の扉《とびら》を叩《たた》く頭痛持ちの人には、女性の患者さんがとても多いのです。とくに「生理が来る前だから、頭が痛くて」と訴える人がたくさんいます。

じつは、月経サイクルと頭痛は深くかかわっています。次ページの表を見るとわかるように、月経前とその最中は、女性ホルモンの一種であるエストロゲンとプロゲステロンの分泌量が大きく低下します。このように女性特有のホルモンの分泌量が大きく変動することが、頭痛の引き金になると考えられています。

しかも、エストロゲンとプロゲステロンが低下する時期は、体温が低下する低温期の始まりと重なります。体温が低下すると筋肉の収縮が起こりやすくなりますから、頭痛が誘発されるのです。この時期は、頭痛の多発スポットといえます。このような理由から、月経が起こる時期になると、頭痛を経験する女性が多いのです。

この多発スポットを快適に過ごすためには事前のセルフケアがとても重要です。月

月経周期とホルモン・基礎体温の変化

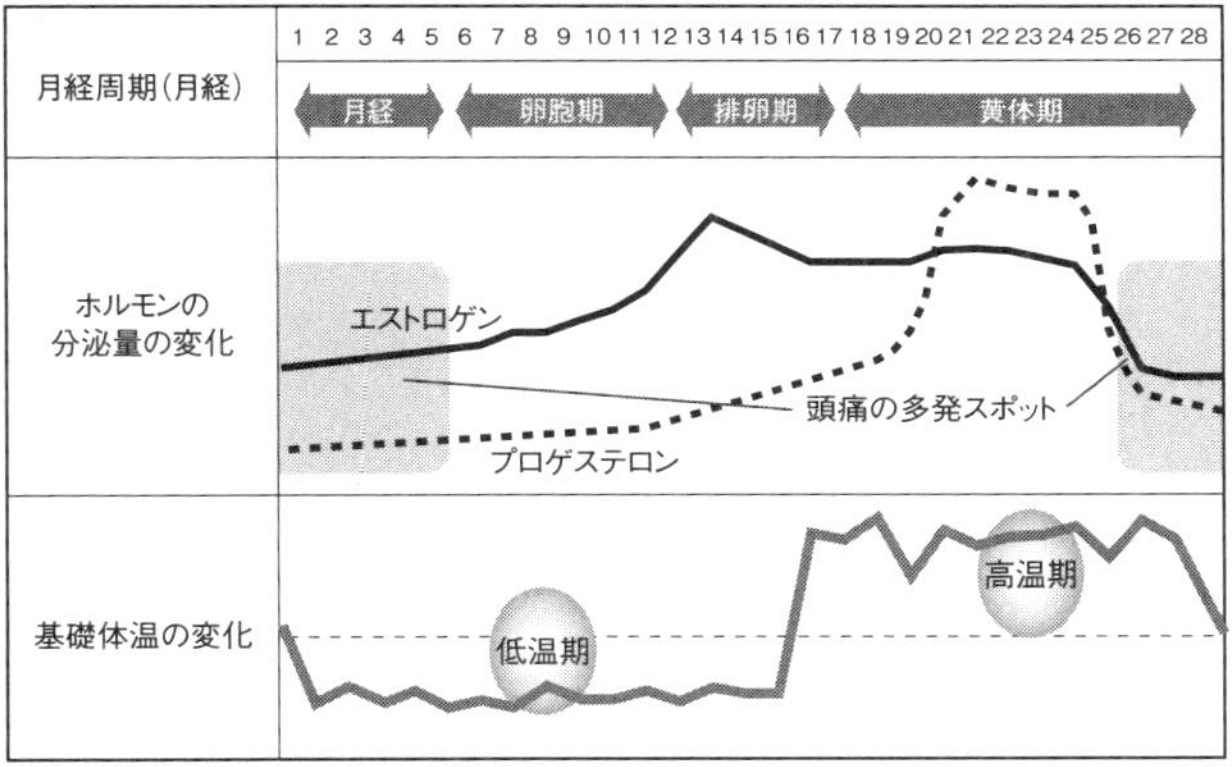

経に関連して起こる頭痛で悩んでいる患者さんには、月経サイクルの中で頭痛が発生する時期の前に、予防のために施術を受けていただきます。こうして事前に筋肉をゆるめておくことで、頭痛が発生しにくくなることがわかっています。

月経頭痛に克つ生活術

月経に関連して起こる頭痛に打ち克《か》つためにに実践していただきたいのは、まずは頭痛発生期の前に集中して頭痛解消ストレッチを行うことです。そのうえで、生活習慣を見直しましょう。

お風呂はシャワーを浴びてすませるのではなく、湯船にゆったりつかって体を温めましょう。毎日の入浴は体温を上昇させてくれますし、頭痛誘発筋の緊張を予防できます。

私たちの体は横たわることで、体にかかっていた重力から解放されます。つまり、寝ている間に筋肉の昼間の疲れを取り去っているのです。しかも、この時間に新陳代謝を促して骨や筋肉などの細胞をつくり替えています。代謝活動を活発にするためには、睡眠時間は7時間ほどが最適です。

食事は私たちの体をつくっている源《みなもと》ともいえるものです。偏食をなくして、いろいろな食材をバランスよく食べましょう。とくにビタミンDの摂取は重要で、この栄養素には神経や筋肉の働きを活性化させる役目もあります。

また、ビタミンDは適度に日光を浴びることで効率よく働かせることができます。しかも、皮膚に日光を浴びると脳にもよい影響を与えるといわれています。皮膚は自律神経のコントロールにもかかわっていますが、自律神経が正常に働いていると頭痛が起きにくくなります。このように日光を浴びることは頭痛の予防につながるのです。

次ページに頭痛を寄せつけない生活習慣術をまとめました。ぜひ参考にしてください。

頭痛を寄せつけない生活習慣術

生活習慣	理　由
入　浴	•毎日入浴する。夏でもシャワーだけですませるのではなく、湯船にゆったりとつかって体を温めることが大事。 •頭痛がない日は「頭痛を予防する入浴法」（158ページ）がおすすめ。毎日行うと体温が上昇し、頭痛誘発筋の緊張を予防できる。 •頭痛の発生した日でも激しい痛みでなければ、「頭痛を解消する入浴法」（159ページ）を行うと、痛みを緩和できる。
睡　眠	•一般的に入眠のゴールデンタイムは、午後10時前といわれている。 •午後10時〜深夜２時は、成長ホルモンの分泌量が多くなる時間。これは美肌をつくるゴールデンタイム。 •活発な新陳代謝のためには、７時間の睡眠が必要。よって、理想は午後10時に就寝して午前５時に起床するパターンだが、頭痛予防と美肌のためには、遅くとも午前零時にはベッドに入っていることが望ましい。
食　事	•偏食をなくして、いろいろな食材をバランスよく食べること。 •生理痛を防ぐためには酵素（エンザイム）や補酵素（コエンザイム）をしっかり摂る。酵素や補酵素については169〜170ページを参照。 •神経や筋肉の働きを活性化させるには、きくらげ、舞茸《まいたけ》、さけ、かつお、いわし、しらす干しなどのビタミンDを多く含んだ食品を積極的に摂る。
日光浴	•ビタミンDは食事から摂る以外に、体内でつくることができる。しかし、ビタミンDを活性化するには、日光に当たることが必要。 •天気のいい日は公園などに行って、靴を脱いで５分ほど足の裏を太陽に当てるのがおすすめ。皮膚や筋肉が弛緩するため、頭痛予防の効果がある。

「冷え」が頭痛を誘発する

脂肪が多い人は体が冷えやすい

最近は、男女ともに体温の低い人が増えています。とくに女性は、冷え性に悩まされている人が多いのではないでしょうか。

頭痛持ちの患者さんには平熱の低い人が多く、36度に届かない人がたくさんいます。本来、私たち日本人の平熱の平均は約36・5度といわれています。これくらいの体温のときに体内の酵素が最も活性化され、働いてくれます。

体温が1度下がると、新陳代謝が悪くなり、免疫力も低下し、病気にかかりやすくなることは、すでにさまざまなデータから証明されています。つまり、体温を下げないことが大事であり、体温が低い人は体温を上げることが必要なのです。とくに前に述べたように、女性の月経から後は低温期と呼ばれ、基礎体温が下がることがわかっています。

そこで、体の冷えについて考えてみましょう。

みなさんの中には、脂肪＝保温と思っている人が多いのではないでしょうか。

たしかに太った人には汗かきが多いようで、春先や秋の終わりのころでも、流れ出る汗をハンカチで拭《ふ》く姿を目にすることがあります。でもじつは、太った人が汗をかくのは、保温されていて暑いからではありません。体に肉の重りをつけているために重労働を強《し》いられているから、発汗しているのです。

脂肪組織には液体があり、これも体内の水分量に含まれます。水分は摂り過ぎると体が冷えるといわれています。つまり、脂肪が多いということは水分量も多くなりますから、冷えにつながるのです。

これは、サーモグラフィーで女性の体を見てみるとわかります。この機器は体温の高いところほど赤く表示され、反対に体温の低いところでは青く表示されます。脂肪が詰まっている乳房は、サーモグラフィーの画像が青くなります。ですので、体温の低い部位とわかります。

もっと簡単な例では、脂肪が多いといわれている部位であるお尻を触ってみるとわかります。いつもひんやりとして冷たいはずです。

乳房もお尻も脂肪だらけですが、体の中では体温の低い部位です。つまり、脂肪の多い部位は体温が低いところといえるのです。これらのことから、脂肪の多い太った人は体が冷えやすいということが証明されます。ですから、必要以上に脂肪の多い人は適度な運動と正しい食事で、脂肪を落とす必要があります。

体を温めて血行不良を改善する

女性の中には肩こり、頭痛、冷え性、生理痛の４点セットに悩んでいる人は多いと思います。

筋肉の収縮は血行不良を引き起こします。血行不良が原因で肩こりになり、頭痛が発生します。さらに、血行不良は体温を低下させますから冷え性になります。体が冷えると内臓機能や自律神経機能が低下し、ホルモンのバランスが崩れてしまい、生理痛や生理不順を招きます。このような負のスパイラルができ上がってしまうのです。

この負のスパイラルを断ち切るためには、第３章で紹介した「頭痛解消ストレッチ」にプラスして、ウォーキングやジョギングなどの有酸素運動を毎日の生活に取り入れることが必要です。これによって新陳代謝が活発になります。もちろん、睡眠時間の確保やバランスのよい食事をするなど、生活習慣を改善することも重要です。

もう一つ、絶対に忘れてはならないのが、体を温めることです。

私たちの体は、温めることによって血行不良が改善され、細胞内に酸素が行き渡ります。また、これは体の中に溜《た》まっている不純物や老廃物を運び出す効果もあります。

ある患者さんが、冷えのために味わった不安を紹介しましょう。

30歳のこの女性は、以前から肩がこってくると頭に重い痛みを感じることがありました。体が冷えたり、お酒を飲んだときやパソコン作業を長時間行っているときにしばしば経験したといいます。夏のある日、エアコンの冷たい風に当たっていたら頭頂部と後頭部に激痛が走り、あまりの痛さに頭の中で異常が起きたのではないかと思い、救急車を呼びました。病院ではＭＲＩなどの検査を受けましたが、脳に異常は見つかりません。

不安でたまらず、当院の評判を聞いて来院しました。すぐに私は、女性特有の冷えが頭痛を誘発したと判断しました。最初の1週間に3回、翌週には2回、その後は1週間に1回のペースで頭痛誘発筋である頭《とう》・頸板状筋《けいばんじょうきん》、胸鎖乳突筋《きょうさにゅうとつきん》、後頭下筋群をゆるめる治療を2ヵ月続けたところ、頭が割れるような激しい痛みは90%以上消失しました。しかし、月経中の頭痛は依然として発生していましたので、月経直前に施術したところ、この時期の頭痛もなくなりました。

この患者さんにアドバイスしたのは、とにかく体を冷やさないこと、そのためには、夏でもできるだけ肌を露出するような服装はしないこと。さらに、体温が上がるように「頭痛体操法」の9軸回旋法と腕肩回しを行うことと、「頭痛を予防する入浴法」（158ページ）も実践していただきました。そのかいがあって、今は薬も手放すことができました。

体温を上げるには、海藻が効果的

私たちの筋肉は、収縮後は弛緩して元の状態に戻ろうとします。しかし、ときとして、収縮したまま戻らなくなってしまうことがあります。これがふくらはぎに起きると、強烈な痛みが生じるこむら返りです。筋痙攣《きんけいれん》の一種で「足がつった」と表現されることもあります。こむら返りの原因の一つには、筋肉が伸縮するときに必要な栄養素が、血液中や細胞内に不足していることがあげられます。

なかでも、ミネラル（無機物、微量元素）は大事な栄養素です。しかもミネラルは、私たちの体を構成する元素でもあります。地球上には100種類以上の元素があり、私たちの体の約96%は炭素・窒素・水素・酸素の4元素で構成されています。この4元素以外のすべての生体元素を総称してミネラルと呼ぶのです。これらのミネラルは新陳代謝を促進させてくれます。

また、このミネラルは体温を上昇させる役目があることも知られています。つまり、大事な栄養素のミネラルが筋肉内に運び込まれないと代謝が行えず、伸縮機能も失われてしまいます。

ミネラルは、わかめ、昆布、ひじき、めかぶ、岩のり、あおさなどの海藻類に豊富に含まれています。ぜひ、毎日食べるようにしてください。

私のおすすめは天日干し《てんぴぼ》しの岩のりです。海藻は紫外線を浴びると、栄養価が濃縮されて2~3倍になるものもあるそうです。私は天日干しの岩のりをいつも携帯していて、味噌汁《みそしる》やスープに大さじで2杯ほど入れて飲んでいます。手ごろな値段で一年中手に入りますし、海藻はカロリーが低いのでダイエットを気にしている人にもおすすめです。

女性特有の体の弱点をケアして頭痛を予防

重たい頭を支える筋肉と筋力をパワーアップ！

もともと女性は、男性に比べると筋肉量が少ないので頭痛が発生しやすいのです。私たちの頭の重さは3～5kgもあるといわれています。ちょっと想像してみてください。あの重たい5kg入りの米袋を朝から晩まで首や肩で支えているのです。重労働だと思いませんか。私はこの頭の重みを支える能力、つまり、筋肉のパワーと持久力をつけることが、頭痛解消の早道だと考えています。

筋肉量が増えると、筋ポンプ作用（筋肉が伸縮することによって血液を押し流す作用）が強くなり、内臓からの温かい血液が全身をめぐるようになります。これによって産熱効果（熱を生みだす能力）が向上して体温が上がるうえに、筋力もアップします。つまり、頭を支える力も強くなります。

頭を支えている筋肉群の筋力がパワーアップすると、長時間のパソコン作業などを行っても頭痛誘発筋が過緊張状態になりにくいので、頭痛が出にくくなるのです。

頭痛を解消するポイントは、「重たい頭を支える筋肉にある」といっても過言ではありません。ぜひ、第3章の「頭痛予防筋トレ法」でパワーアップを目指しましょう。筋トレは、鍛えた分だけ、あなたに成果をもたらしてくれます。

また、女性の体の特徴の一つに、顎《あご》の問題があります。生まれながらにして男性よりも顎関節がゆるいために、男性に比べて女性のほうが顎関節症《がくかんせつしょう》が多いのです。顎関節症とまではいかなくても、顎に問題を抱えた女性はたくさんいます。

なかでも、口が大きく開かない人が増えています。口が開きにくいということは頭痛誘発筋の一つである咀嚼筋《そしゃくきん》が弛緩しませんから、頭痛が発生しやすくなります。

顎の本来の可動域は口を縦に大きく開けたときに、男性では自分の指が3本、女性では自分の指が4本入るのが標準です。顎が開かない人は、標準の人に比べて、噛《か》む力が30％前後弱いという報告もあります。

顎は意識しないとどんどん開かなくなってしまいます。そこで、咀嚼筋を鍛えるために簡単な顎のトレーニングをぜひ行ってみてください。

1日10回を目安にして、口を縦に大きく開けましょう。口はすぐに閉じてかまいません。たったこれだけです。

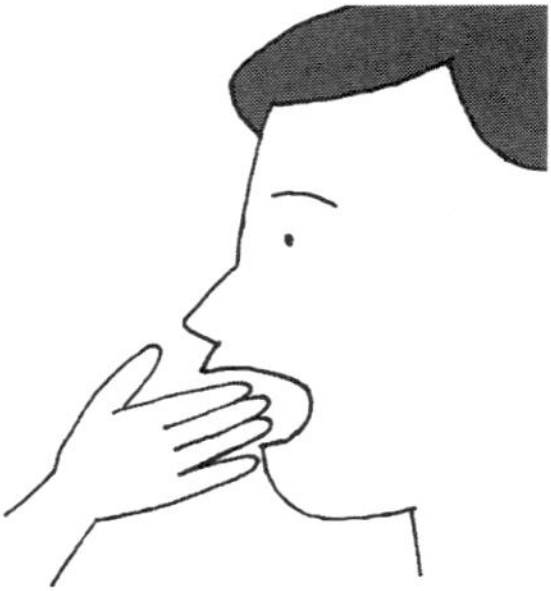

男性では指３本が入る

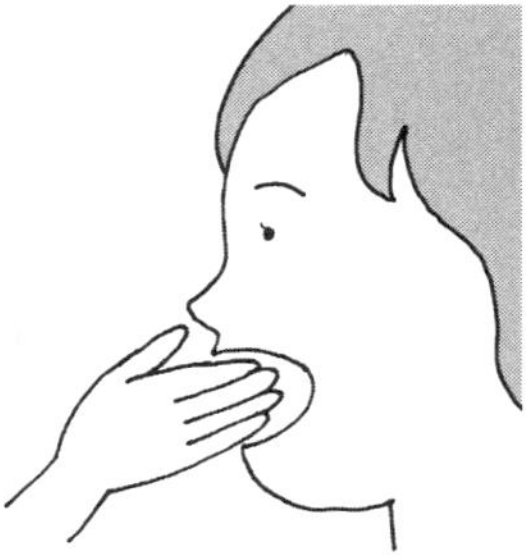

女性では指４本が入る

ただし、顎関節症の人は耳の穴の前くらいに手根部を当てて開くといいでしょう。こうすれば顎がずれませんから、亜脱臼を予防できます。

さらに、口を開いたまま下顎《したあご》を左右に動かすことも有効ですが、顎関節症の人は顎がはずれることがありますので控えてください。

これを繰り返しているうちに咀嚼筋が鍛えられますから、顎が大きく開くようになっていきます。

第5章

頭痛解消Q&A

Q1 頭痛のときは、痛い部分をガンガン冷やすと楽になる気がします。でも、友だちは温めたほうが楽になるといいます。どちらが正しいのでしょうか?

A 冷やすと「楽になる」と感じるのは錯覚《さっかく》です。あなたは冷たい水に手や足を入れたとき、手や足の感覚がなくなったという経験はありませんか? これは手や足の感覚が麻痺《まひ》することから起こるのです。患部を冷やすのはこれと同じ。冷えたことによって感覚が麻痺しているだけで、痛みが改善されているわけではありません。冷やして治るのなら、ガンガン冷やしているあなたの頭痛は、もう完治しているはずです。

患部を触ってみて、熱感、発赤《ほっせき》といった炎症反応がなければ、痛みを軽減させるためには、むしろ温めるべきです。ただし、応急処置として冷やすのはかまいません。

少し専門的ですが、私たちの頭蓋骨は板状の何枚もの骨で形成されていて、この骨と骨のつなぎ目を縫合線と呼びます。成長する過程で脳も大きくなりますから、脳の器である頭蓋骨も、縫合線がゆるむことによって広がるように調整しているのです。

さらに、縫合線には頭蓋骨内の内圧を分散するという役割もあります。頭蓋骨の表

縫合線

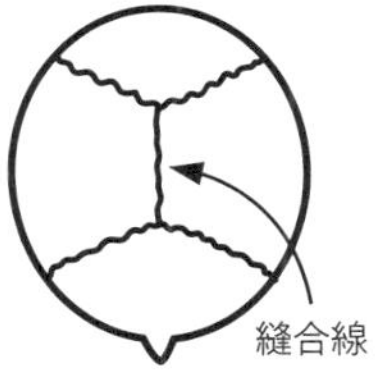

上から見た図

面には頭部筋群と呼ばれるたくさんの筋肉がついていますが、この筋肉群が縮んでしまうと縫合線はゆるむことができなくなり、内圧を分散できません。その結果、脳内の内圧は高まってしまい、頭痛が発生するのです。前に述べたとおり冷やすことで筋肉は収縮しますから、その面でも冷やすことは痛みに逆効果なのです。

頭痛を解消するには、頭部筋群をのばしてあげればいいのです。筋肉は温めるとのびることは実証されていますから、まずは患部を温めることが肝心です。これで頭蓋骨の縫合線への圧迫はなくなりますから、内圧は分散され、頭痛は軽減されます。

実際に当院の診察室では、ベッドに横になってもらい患部を直接温めながら施術しています。

患者さんの中には冷やしたほうが痛みがやわらぎ、温めると痛みが出るという人もいます。その場合は、患部を直接温めるのではなくて、最初におなかを温めて全身に血液がめぐるようにしてから、次に患部周辺の肩や背中を温めると、痛みがやわらいでいくのが実感できます。すると、次回は患部を直接温めても大丈夫になります。

このように、初診では冷やすと楽になり温めると痛みが出ていた人でも、だんだんと温めたほうが楽になっていきます。これは筋肉が正常な状態に戻っている証《あかし》です。

Q2　頭痛が襲ってきたら、部屋を暗くして静かな中でじっと寝ています。これって、正しい対処法ですよね？

A 正解です。動けないほどのつらい痛みが出ているときは安静にして休んでいることと、筋肉をゆるめることです。筋肉をゆるめると副交感神経が優位になり、リラックス感が得られ、血流も改善されます。

でも、動けるくらいの痛みなら、外に出て日光浴することをおすすめします。発生学によると、私たちの体の皮膚と脳は連動した臓器であり、皮膚が日光を浴びると脳にも影響があるといわれています。皮膚は自律神経のコントロールにもかかわっていますが、自律神経が正常に働かないと頭痛が起きやすくなります。

もしかして、あなたは美白を心がけていて、直射日光などを避けていませんか？日光に当たる時間が不足すると、ビタミンDを活性化できなくなります。

ビタミンDは骨をつくる栄養素として有名ですが、血液中のカルシウム濃度を調整する役目もあります。この血中カルシウム濃度が低下すると筋肉が正常な伸縮作用を行えなくなり、産熱効果（熱を生みだす能力）が低下して、冷え性の原因となります。また、筋力の低下や痙攣《けいれん》などの症状も現れます。

ビタミンDを豊富に含んだ食品は141ページで紹介しましたが、じつはビタミンDは私たちの体内でも生成することができます。体内のビタミンDは日光に当たることによって活性化されます。ですから、手軽にビタミンDを増やす手段として、日光浴が有効なのです。

午前10時～午後3時が日光浴のゴールデンタイムといわれています。日光浴の有効な時間の長さは諸説ありますが、私は天気のいい日はゴールデンタイムの間で、最長で10分以内を3回に分けて浴びるのがいいと考えています。3回に分けるのは、日焼けによるシミやソバカスができるのを予防するためです。さらに、141ページで紹介したような足の裏を日光浴させる方法もおすすめです。

また、一日中暗い部屋で寝ているのはメンタルな面で、少し心配です。暗い部屋に慣れてしまうと、明るいところに出たくなくなってしまうことがあるからです。

頭痛が起きていない、もしくは頭痛が軽いときには、暗い部屋を飛び出して、ぜひ日光浴でビタミンDを活性化するように心がけてください。

Q3　頭が痛くなったときはもちろん、痛くなりそうなときも頭痛薬を飲んでいます。これって、予防法になりますよね？

Ⓐ 激しい痛みに見舞われていてつらいときは、痛み止めを使ってその痛みを乗り越えることは仕方がないと思っています。

でも、この質問の「痛くなりそうなとき」は、「実際には痛みが出ていない状態」です。そのときに頭痛薬を飲んでしまうのは問題です。なぜなら、本来私たちの体に備わっている自然治癒能力が、薬によって中断されたり低下してしまうからです。体は痛みのシグナルを感受しなくなると、痛みが起きたときにその痛みを解消しようとする作用が弱くなります。ですので、これは予防法とはいえません。

また、薬の常用は習慣化しやすいといわれていて、飲み過ぎは薬物乱用頭痛を招くこともあり心配です。そろそろ問題の解決を先送りにすることはやめませんか。

まずは、頭痛が出ない体づくりをすることが大事なのです。私はこれこそが本当の予防法だと思っています。

Q4　頭痛のときは、痛みがひどくならないようにお風呂に入りません。どうしてもというときは、シャワーを浴びるかぬるめの温度で入浴しています。

Ⓐ「ぬるめの温度」とは、何度のことでしょうか？　お風呂は頭痛を軽くする効果がありますので、頭痛時でも入浴することをおすすめします。

一般に、頭痛やストレスを感じている人は頭痛誘発筋を弛緩させることが大事です。そのためには、43〜45度の熱いお風呂がおすすめです（次ページ「頭痛を解消する入浴法」を参照）。

でも、頭痛を根本的に治すという目的ならば、二次性頭痛や高血圧、心臓などに疾患のない人は、次の「頭痛を予防する入浴法」を実行してください。

筋肉のこりを解消するためには、筋肉をゆるめる必要があります。ぬるめの温度のお風呂では筋肉は弛緩しません。そこで、まず43〜45度くらいの熱いお風呂に5〜8分入ります。そのあと、上がり湯として40〜42度にうめたお風呂にゆったりとつかって、体を温めて自律神経を整えるのがいいでしょう。これを毎日続けていると基礎代謝が上がるため、頭痛を予防できます。

頭痛を解消する入浴法

起きていられるくらいの頭痛なら、少し荒療治になりますが、お風呂に頭をつけてみてください。緊張している筋肉がゆるむのを実感できます

①

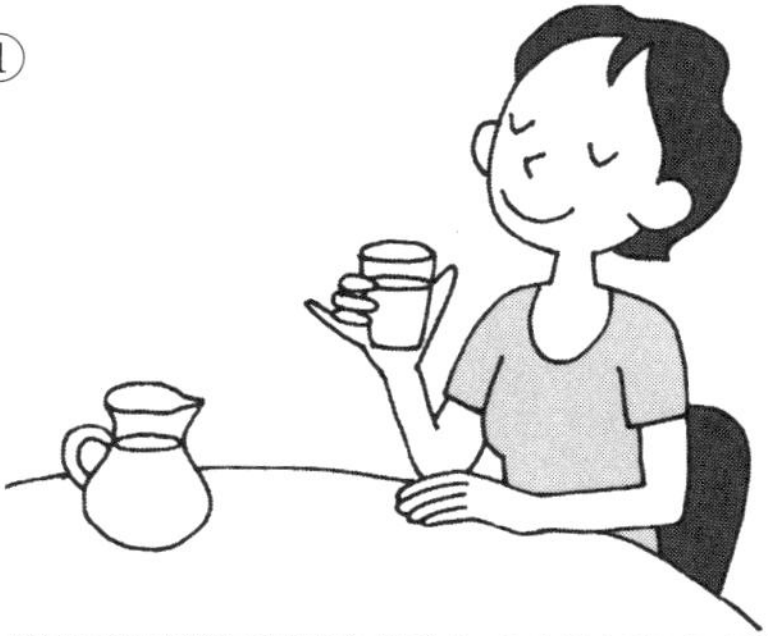

入浴の30分前に天然塩をひとつまみ加えた400ccの水を飲む。これは汗と一緒に失われるナトリウムを補給する効果がある

②

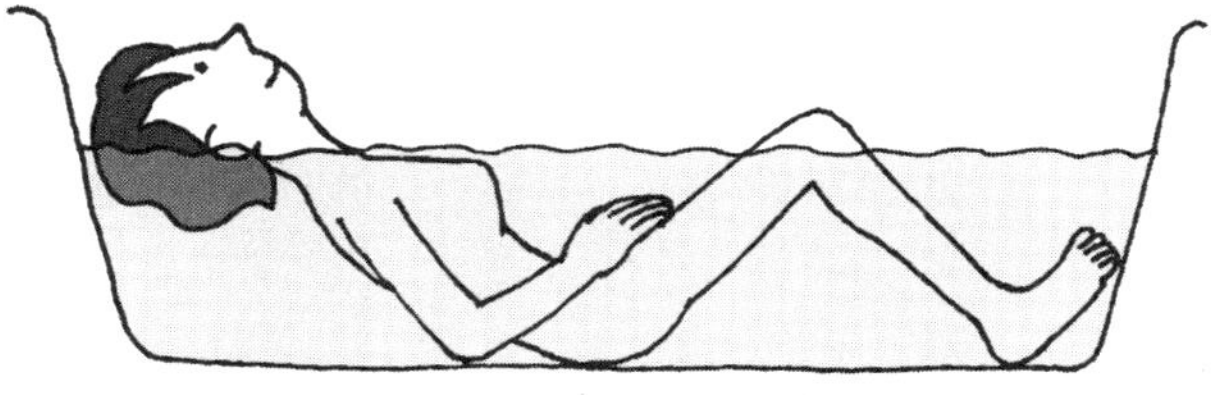

43～45度のお風呂に入り、頭を後ろに倒して後頭部全体をつけ、顔は水面から出す。この状態で30秒ほど置き、頭を元に戻して90秒休む。これを１セットとして３セット行う

Q5 目が疲れると後頭部に頭痛が起きます。目と頭痛は関係ありますか？

A 大いに関係があります。視神経を司《つかさど》っているのは脳の後頭葉《こうとうよう》（後頭部）です。この神経が疲れると眼精疲労になり、後頭部ゾーンや目の奥に放散痛が発生します。

あなたはもしかして、左右の視力に大きな差がありませんか？　左右の視力に大きな差があると、対象物を見るときに、利《き》き目である視力のいいほうの目を多用して見ることになり、利き目が疲れます。これが目の疲れの原因かもしれません。左右差をなくすためには、眼鏡《めがね》やコンタクトレンズで視力を矯正する必要があります。

また、デスクワークの多い人は対象物と目の距離がいつも同じなので、目の中にあってレンズの役割をする水晶体も１ヵ所だけが酷使されています。対象物を見るために毛様体筋《もうようたいきん》が水晶体の厚さを調整していますが、これが収縮した状態になっているのです。この状態では肩こりと同様に血液の流れが滞《とどこお》ってしまいます。

目の周囲には頭痛誘発筋があります。それが疲労によって収縮し、放散痛の頭痛が発生するのです。ときどき顔を上げて、遠くを見ると目の疲れは緩和できます。

Q6 毎日長時間、パソコンの画面を見て仕事をしています。パソコンが頭痛の原因と聞いたことがありますが、本当ですか？

A 本当です。パソコンを使った作業では、頭痛を誘発する大きな原因が2つあります。まず1つは、Q5で説明したように目を酷使していること。そして2つ目は、同じ姿勢を長時間保持していることです。

目の酷使については、毛様体筋が収縮する以外に、パソコンから放出される電磁波も問題です。目は80％以上が水分でできていますが、電磁波には目の中の水分を振動させる作用があるといわれています。長時間パソコンを使っている人は、電磁波による眼球振動作用を受けてしまいますから、これが頭痛を引き起こす原因となります。

また、同じ姿勢を長時間保持していると、頭痛誘発筋が長時間酷使されます。つまり、頭痛誘発筋が継続的に収縮した状態になり、これも頭痛を引き起こす要因です。

そこで、正しいパソコンの置き位置と楽な椅子《いす》の座り方を説明しましょう。

椅子に座り、背骨のカーブに沿って自然に丸くなるようにし、骨盤はまっすぐ立っているることを意識します。これを「中間位」と呼びます。このとき背中が反り過ぎたり、腰まで丸くならないように注意します。そして、顎《あご》を引いて目を閉じます。この状態で3秒後に目を開けると、自然に視線は斜め下を向きますから、ここにキーボード（ブラインドタッチをする人はパソコン画面）を置くのがベストです。視線が一番長くとどまる位置ですから、眼球を動かすことが少なくてすみますので眼精疲労を防げます。

さらに、椅子は肘《ひじ》かけのついたタイプを選びましょう。肩や腕の重みによるこりを予防できます。頭を預けられるヘッドレストつきなら理想的です。ときどき頭をのせて、頭を支える筋肉を休ませましょう。

椅子の高さは作業する際に肘が体に沿って90度になるように調整します。このとき、肘から先だけが少し上がっている状態です。もしも、椅子が高くて足がつかない場合は、踏み台のようなものを使います。反対にデスクが低すぎる場合は、アジャスターなどを使って椅子を低くします。これが肩のこらない腕の位置です。

目や筋肉のためには1時間に1回はパソコンから目と手を離して3分ほど休みましょう。体を横にしたり、立ち上がって歩くとなおいいのですが、椅子のヘッドレスト

正しいパソコンの置き位置と楽な椅子の座り方

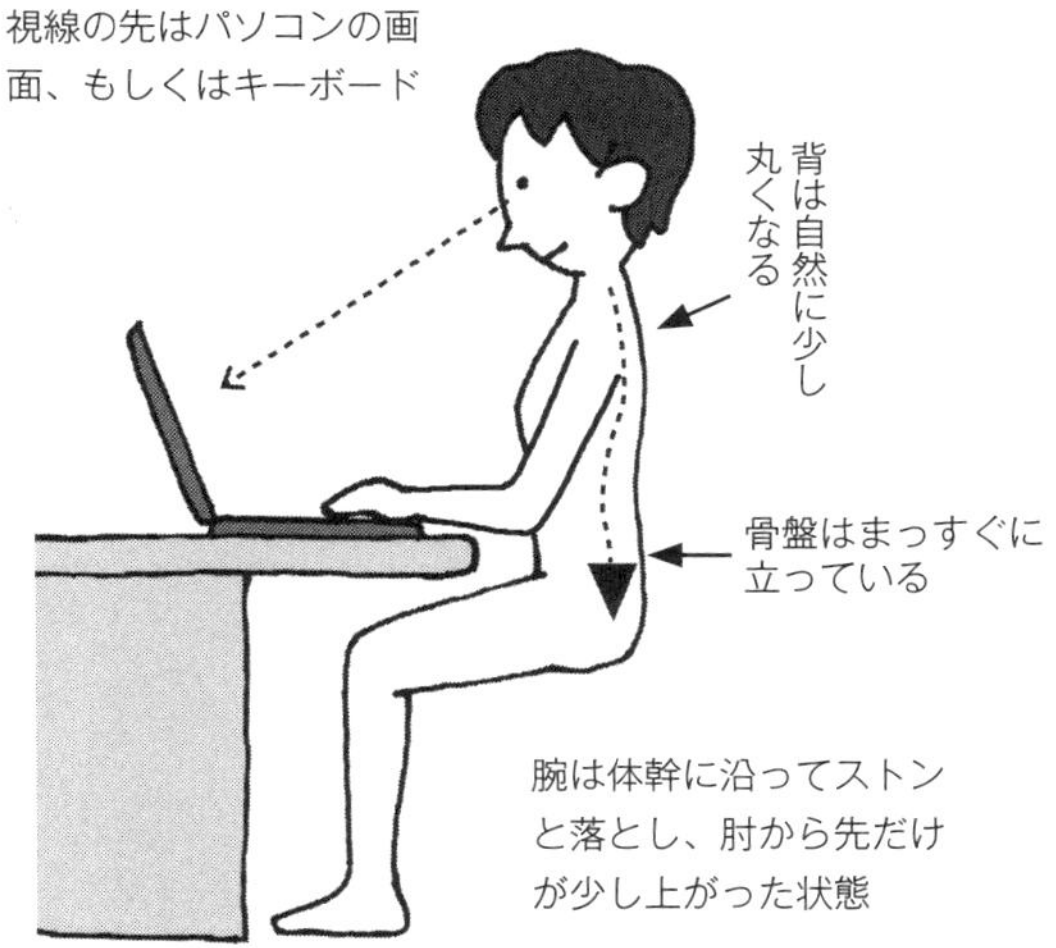
視線の先はパソコンの画面、もしくはキーボード
背は自然に少し丸くなる
骨盤はまっすぐに立っている
腕は体幹に沿ってストンと落とし、肘から先だけが少し上がった状態

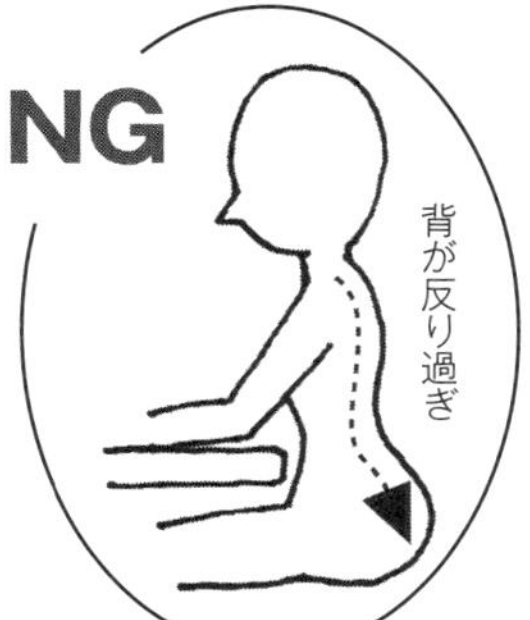
NG
背が反り過ぎ

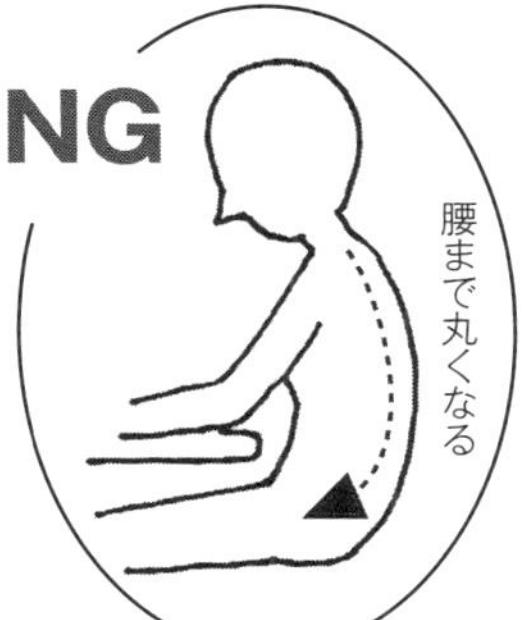
NG
腰まで丸くなる

に頭をのせて休ませるだけでも、首や肩が重力から解放されますから楽になり、頭痛が起きるのを防ぐことができます。

理想的な椅子

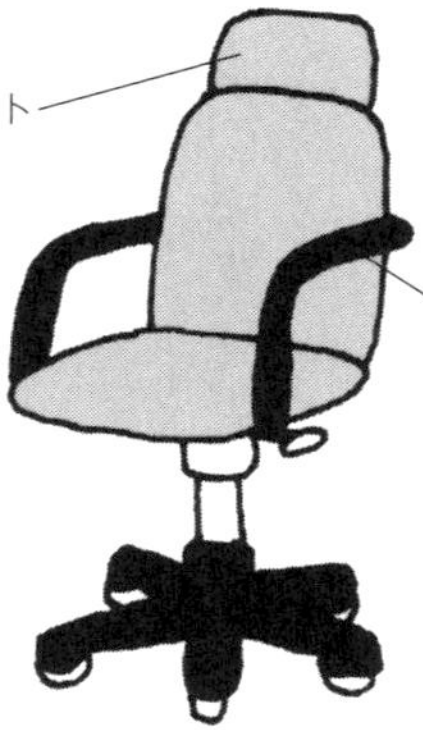
ヘッドレスト
肘かけ
アジャスターで
調節する

Q7　最近、頭痛がひどくなってきたみたいです。家族から猫背になっていると指摘されました。頭痛と猫背は関係あるのでしょうか？

A　大いに関係あります。

猫背は亀背《きはい》とともに、円背《えんぱい》の一種と考えられています。背骨全体が丸くなっている人は円背、首が前に出て肩甲骨のあたりが丸くなっているのが猫背、背骨の一部が出て湾曲している状態が亀背と分類しています。

猫背になると頭部が前方に出るため、その重みを支えている頸部と背部の僧帽筋《そうぼうきん》や脊柱起立筋《せきちゅうきりつきん》群に大きな負担がかかります。これらの筋肉は、まさに頭痛誘発筋なのです。過剰な負荷がかかったために、筋肉は過緊張になり収縮してしまいます。こうして肩こりや頭痛が発生するのです。

また、猫背は背骨にも大きな負担がかかります。私たちの体を支えている背骨は、解剖学的には脊椎《せきつい》と呼ばれ、椎骨と椎間板《ついかんばん》（椎骨と椎骨の間にクッションのように挟《はさ》まる板状のもの）が連続的に積み重なっています。さらにゆるやかなS字カーブを描

正しい姿勢

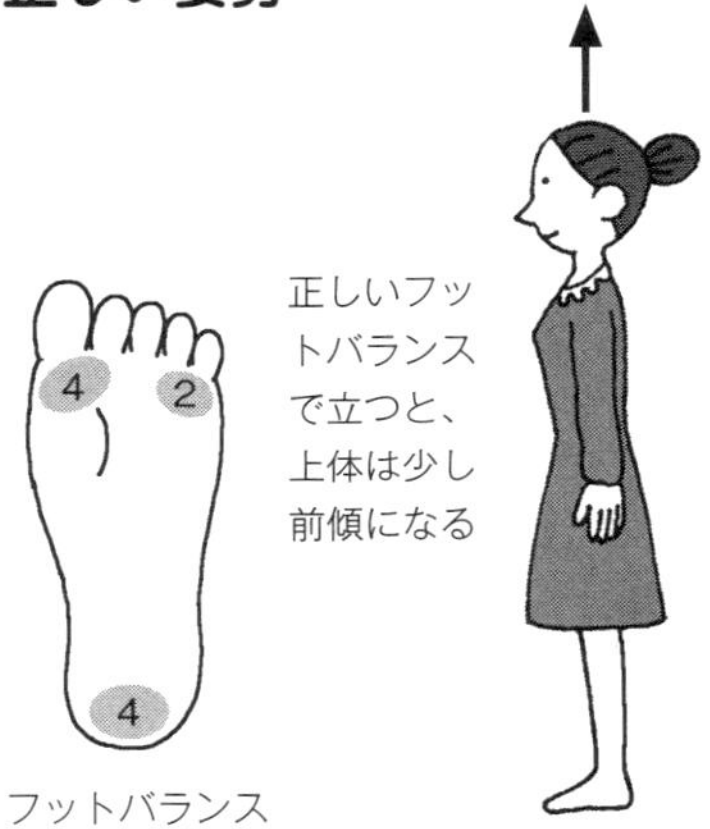
正しいフットバランスで立つと、上体は少し前傾になる
4
2
4
フットバランス

いていることで、外部からの衝撃や体重の負担をやわらげてくれています。

この背骨の中には脊髄神経《せきずいしんけい》が通っています。しかも、背骨のつけ根にあたる後頭部と首の境目の「盆《ぼん》の窪《くぼ》」と呼ばれる位置には延髄《えんずい》（脳の一部）があります。猫背になると背骨の位置が微妙に変わるため延髄を圧迫することになり、自律神経が正常に働かなくなります。自律神経の働きが乱れると、体内の体温調節や自然治癒能力が低下してしまいます。これもまた、頭痛を招く要因となります。

さらに、猫背の人はどうしても前かがみになり、呼吸が浅くなってしまいます。浅い呼吸の人は酸素の供給能力が低くなるために、低体温が多いのです。猫背でいいことは一つもありません。ぜひ、正しい姿勢への改善を心がけてください。

私が提唱している正しい姿勢は、フットバランスで考えます。床に立ったとき、足の親指のつけ根に4、小指のつけ根に2、かかとに4の割合で体重がのるように、体の重心のバランスを取ります。その状態で頭頂部を糸で引っ張り上げられるようなイメージで背すじをのばします。ちょっと前傾しますが、これが正しい姿勢といえます。

Q８　趣味は食べ歩きとワインですが、ときどき頭痛がするし、体脂肪とアルコール依存も心配です。頭痛のときに食べてはいけないものはありますか？

Ａ　アルコールは飲み過ぎると頭痛以外にも影響がありますし、赤ワインに含まれるチラミンによる頭痛誘発作用も心配です。まずは飲み過ぎないように注意することが肝心です。また、頭痛が生じているときにアルコールを摂取すると、頭痛の痛みが強くなりますから、飲まないほうが賢明です。

次ページに、頭痛を引き起こすといわれている物質を多く含む食品と、頭痛に影響があるといわれている嗜好品《しこうひん》をそれぞれ表にしましたので、参考にしてください。

また、心配されているように、体の脂肪は冷えに働きますので、脂肪を増やさないことも大事です。そのためには、食生活を見直す必要があります。栄養バランスに注意して食べましょう。１７０ページでは積極的に摂りたい食品を表にまとめました。こちらも、毎日の生活の中に上手に取り入れてみてください。

頭痛の原因物質と多く含む食品

原因物質	作　用	多く含む食品
チラミン	血管収縮作用	熟成チーズ、サラミ、ソーセージ、ワイン、ビールなど。
ヒスタミン	血管収縮作用	ワイン、ココアなど。
アルコール	血管拡張・筋収縮作用	酒類。
グルタミン酸ナトリウム	血管収縮作用	スナック菓子、化学調味料、うま味調味料など。

頭痛に影響する嗜好品

嗜好品	影響度	理　由
タバコ	大	タバコに含まれるニコチンとタールの排泄に、大切な酵素と補酵素がたくさん使われる。そのために代謝異常が起こる。禁煙にチャレンジを。
アルコール	中	アルコールを分解するには酵素が必要となる。ワインにはポリフェノール効果（抗酸化作用）があるが、血管を収縮させる物質も含まれる。飲み過ぎには注意が必要。
カフェイン	小	頭痛とカフェイン摂取の関係は賛否両論。私の経験では、カフェインは頭痛を生じさせているとは思わないし、頭痛を鎮める効果があるとも考えていないが、摂り過ぎには注意したい。

積極的に摂りたい食品

食品	理由	上手な摂り方
肉類・魚介類・野菜	人間の代謝活動を正常に働かせるには、酵素（エンザイム）と、その酵素を働かせるための補酵素（コエンザイム）が不可欠。 酵素はほとんどの食品に含まれるが、熱に弱く50～60度で変性するといわれている。	肉でも魚でも緑黄色野菜でも、新鮮な食材を選んで、できるだけ生のまま食べる。加熱が必要な場合は、変性しないように短い時間に抑えて。 夏は体を冷やす野菜、冬は体を温める野菜が出まわるので、旬のものを選んで食べることも大切。 漬物や麹《こうじ》といった発酵食品も積極的に摂るべき。
ビタミン・ミネラル	補酵素の代表ともいえるもの。 なかでもビタミンB_2と、ミネラルではマグネシウムが知られている。	ビタミンB_2は肉ならレバー、玄米、大豆製品（納豆や豆腐）、乳製品（牛乳、チーズ、ヨーグルト）、ごまに多く含まれる。 マグネシウムはアーモンド、海藻類（わかめ、のり、ひじきなど）に多く含まれる。
サプリメント	栄養補助食品、または健康補助食品といわれる。 その代表は、代謝を活発にするといわれている酵素サプリメントなど。 酵素は食物から取り入れるほか、体内でつくり出すこともできるが、どうしても不足しがちなのでサプリメントで補うことも必要。	おすすめは、万田酵素、リブレフラワーなどの酵素サプリメント。 これらのサプリメントはすべて天然成分由来のものからつくられ、長期にわたって自然発酵させているため、体に安全といえる。

Q9 頭痛が起きたとき、筋トレやストレッチ以外で、痛み解消に効果的な方法があったら教えてください。

A 頭痛持ちの人は水分の摂取量が少ない人が多いのです。ですので、まず、体を冷やさないように常温の水分をたっぷり摂ることが重要です。一日の目安として、女性は1・5～2ℓ、男性なら2ℓ以上の水分補給をしてください。本章で紹介した効果的な睡眠や食事の内容も意識しましょう。

頭痛は筋肉の収縮が原因で起きています。筋肉の異常な収縮は自律神経経路を伝わって脳に届けられます。この筋肉と脳の異常状態が続くと脳が興奮してしまいます。脳の興奮を鎮めるのに一番簡単で最も効果が高いのは、深呼吸です。深呼吸は自律神経に作用してリラックスさせる効果があります。次ページで紹介する呼吸法は、日本で最初のヨーガ行者で、心身統一法を広めたといわれている中村天風《なかむらてんぷう》氏が提唱した腹式呼吸法にヒントを得たものです。頭痛の予兆が出たときにも有効です。最低でも3回は繰り返してください。10回ほど行うと体の中がじわーっと温まり、交感神経の働きが抑えられます。

脳の興奮を鎮める腹式呼吸

①

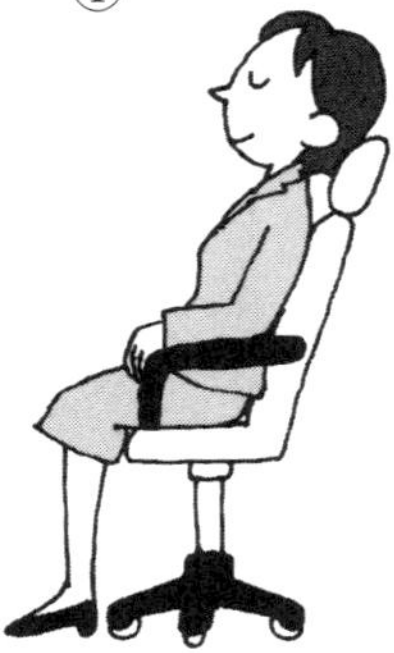

椅子に座って背もたれに寄りかかり、リラックスした姿勢になる

②

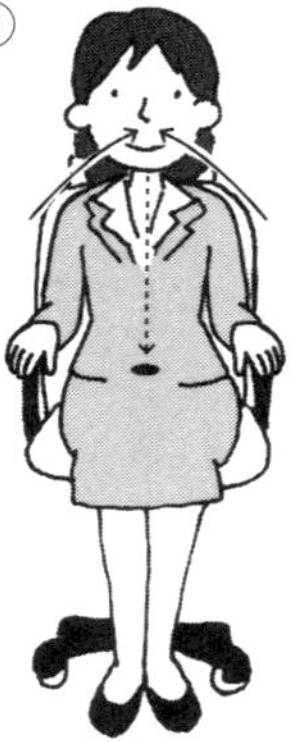

鼻から息を吸って、おへその下5㎝のところの丹田《たんでん》に息が入るように意識して吸い、5秒止める

③

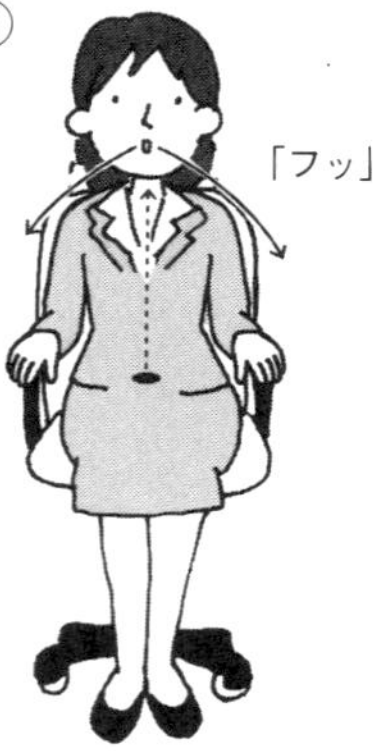

そのまま口から、フーッと、吸ったときの3倍の時間をかけて息を吐《は》く。最後は「フッ」と声を出して、体の中の残った空気を全部吐き切る

本書は二〇一二年五月に小社より刊行された、『頭痛は「たった1分のストレッチ」で治る!』を文庫化にあたり、改題、再編集したものです。

岩間良充ー鍼灸整骨院ホスピスト院長。青森県生まれ。赤門鍼灸柔整専門学校卒業。

器具を使わずに自らの手で行う手技療法を得意とし、これまでに延べ20万人の患者を治療する。

2010年には、ウエイトリフティングのオリンピック銀メダリスト・三宅宏実選手のトレーナーとして全日本選手権大会優勝と日本新記録の更新に貢献。キックボクシング世界王者・梅野源治選手のトレーナーと栄養指導も務めている。

国体U-18バスケットボール青森代表チーム公認トレーナー。頭痛ゾーン療法協会代表。柔道整復師。ケアマネージャー。

著書には『足首を回すだけで9割の痛みは治る！』『背中ゆらし枕　1日90秒で首こり、肩こり、腰痛を解消！』（以上、講談社）がある。

鍼灸整骨院ホスピスト
http://www.hospist.com/

講談社+α文庫　慢性頭痛《まんせいずつう》とサヨナラする本《ほん》

岩間良充《いわまよしみつ》

2015年3月23日第1刷発行

発行者――鈴木 哲
発行所――株式会社 講談社
東京都文京区音羽2-12-21 〒112-8001
電話 出版部(03)5395-3529
販売部(03)5395-5817
業務部(03)5395-3615
デザイン――鈴木成一デザイン室
本文データ制作――朝日メディアインターナショナル株式会社
カバー印刷――凸版印刷株式会社
印刷――豊国印刷株式会社
製本――株式会社国宝社

落丁本・乱丁本は購入書店名を明記のうえ、小社業務部あてにお送りください。
送料は小社負担にてお取り替えします。
なお、この本の内容についてのお問い合わせは
生活文化第二出版部あてにお願いいたします。
Printed in Japan ISBN978-4-06-281588-8
定価はカバーに表示してあります。

講談社+α文庫 ©生活情報

お金に愛される人、お金に嫌われる人	石原加受子	「自分の気持ち」を優先すると、一生お金に困らない! 自分中心心理学でお金持ちになる	600円	C 182-1
錯視で大人の脳トレーニング	篠原菊紀 監修 グループ・コロンブス 編	自分の目に自分の脳が騙される錯視クイズ69。面白体験で脳トレーニング!	580円	C 183-1
家計簿をつけなくても、お金がどんどん貯まる!	野瀬大樹 野瀬裕子	現役公認会計士夫婦が、1年で貯金を100倍、生活費を半減させた、革命的な貯金術	620円	C 184-1
病気になりたくなければふくらはぎを温めなさい	関 博和	ふくらはぎを温めるだけで体温が上がり、免疫力アップ。簡単で確実な、全身健康法	580円	C 185-1
55歳からはお尻を鍛えれば長生きできる	武内正典	一生寝たきりにならず、自分の足で歩き続けるために。高齢者のためのトレーニング術	580円	C 186-1
本物のダイエット 二度と太らない体のつくり方	佐藤義昭	加圧トレーニング発明者が自らの体を実験台にしてたどりついた真の法則を公開!	650円	C 187-1
旧暦で日本を楽しむ	千葉 望	正月、節分、お花見、七夕、酉の市……かつての暦で日本古来の暮らしと景色を取り戻す	690円	C 188-1
あなたにとって「本当に必要な保険」	清水 香	ムダな保険をばっさりカットして、不安のないマネープランを立てるために最適な入門書	670円	C 189-1
「毒になる言葉」「薬になる言葉」 医者が教える、病気にならない技術	梅谷 薫	内科および心療内科の専門医である著者による、「病は言葉から」の真実とその処方箋!	630円	C 190-1
図解 老後のお金 安心読本 定年後の不安がなくなる!	深田晶恵	人気FPが指南。退職金・定年後資金を減らさず、安心して老後を過ごすための必須知識	600円	C 191-1

表示価格はすべて本体価格(税別)です。本体価格は変更することがあります

*印は書き下ろし・オリジナル作品